[元]忽思慧 撰

飲膳正要

廣陵書社

中國·揚州

圖書在版編目（CIP）數據

飲膳正要 / (元) 忽思慧撰. -- 揚州 : 廣陵書社, 2024.6
（國學經典叢書）
ISBN 978-7-5554-2286-0

Ⅰ. ①飲… Ⅱ. ①忽… Ⅲ. ①食物療法－中國－元代 Ⅳ. ①R247.1

中國國家版本館CIP數據核字(2024)第109150號

書　　名　飲膳正要
撰　　者　〔元〕忽思慧
責任編輯　金　晶
出 版 人　劉　棟
裝幀設計　鴻儒文軒

出版發行　廣陵書社
揚州市四望亭路 2-4 號　郵編:225001
(0514) 85228081(總編辦)　85228088(發行部)
http://www.yzglpub.com　E-mail:yzglss@163.com
印　　刷　三河市華東印刷有限公司

開　　本　880 毫米×1230 毫米　1/32
印　　張　6.75
字　　數　80 千字
版　　次　2024 年 6 月第 1 版
印　　次　2024 年 6 月第 1 次印刷
書　　號　ISBN 978-7-5554-2286-0
定　　價　45.00 圓

編輯説明

自上世紀九十年代末始，我社陸續編輯出版一套綫裝本中華傳統文化普及讀物，名爲《文華叢書》。編者孜孜矻矻，兀兀窮年，歷經二十餘載，聚爲上百種，集腋成裘，蔚爲可觀。叢書以内容經典、形式古雅、編校精審，深受讀者歡迎，不少品種已不斷重印，常銷常新。

國學經典，百讀不厭，其中蘊含的生活情趣、生命哲理、人生智慧，以及家國情懷、歷史經驗、宇宙真諦，令人回味無窮，啓迪至深。爲了方便讀者閱讀國學原典，更廣泛地普及傳統文化，特于《文華叢書》基礎上，重加編輯，推出《國學經典叢書》。

本叢書甄選國學之基本典籍，萃精華于一編。以内容言，所選均爲家喻户曉的經典名著，涵蓋經史子集，包羅詩詞文賦、小品蒙書，琳琅滿目；以篇幅言，每種規模不大，或數種匯于一書，便于誦讀；以形式言，采用傳統版式，字大文簡，賞心悦目；以編輯言，力求精擇良善版本，細加校勘，注重精讀原文，偶作簡明小注，或酌配古典版畫，體現編輯的匠心。

當下國學典籍的出版方興未艾，品質參差不齊。希望這套我社經年打造的品牌叢書，能爲讀者朋友閱讀經典提供真正的精善讀本。

廣陵書社編輯部

二〇二三年三月

出版説明

《飲膳正要》是我國第一部較爲系統的飲食衛生與營養學專著，也是一部頗有價值的古代食譜。初刊于元天曆三年（一三三〇）。作者忽思慧是元代蒙古族醫學家、宫廷的飲膳太醫。他繼承古代醫學理論，參照諸家本草、名醫方論，廣泛收集蒙、回等民族的食療方法，并根據自己營養保健的經驗，廣取性味補益之穀、肉、果、菜等，撰成此書。作者强調預防爲主、食療保健的主導思想，堅持不用礦物藥和毒性藥的原則，提倡選用無毒、補益的藥物，從而達到防病保健的目的。

全書共分三卷，卷一講三皇聖紀，養生、妊娠、乳母、飲酒等避忌和聚珍异饌等，選録了一百多種歷代所用的羹、湯、麵、粥等食品，并附有療效介紹；卷二精選各種醫療保健食品，有配方、主治功能，包括諸般湯煎、神仙服食、四時所宜、五味偏走、食療諸病等内容；卷三附圖論述各種穀物、水果、蔬菜、家禽、魚類、藥酒及料物的味（甘、辛、苦）、性（温、平、寒）功能、主治病症及有無毒性等。内容包括了醫療養生，以及歷代名醫的驗方、秘方和具有蒙古族飲食特點的各種肉、乳食品，爲研究我國的古代醫藥和蒙古民族的醫藥科技史提供重要的資料，同時對今天的飲食搭配、合理營養及慢性疾病的治療等具有一定的指導意義。

本書自初刻以後，早年傳往日本，明、清兩代曾多次翻刻，廣爲流傳。此次整理，以《四部叢刊》影印本爲底本，參校其他刻本，精心點校，并收録原刻本中的人物風景版畫二十一幅、單個物體插圖一百六十八幅。古樸高雅，閱讀收藏皆宜。

廣陵書社編輯部

二〇二四年六月

目録

卷第二

卷第三

獸品（一三一）

菜品（一六四）

序

朕惟人物皆稟天地之氣以生者也。然物又天地之所以養乎人者，苟用之失其所以養，則至于戕害者有矣。如布帛菽粟鷄豚之類，日用所不能無，其爲養甚大也。然過則失中，不及則未至，其爲戕害一也。其爲養甚大者尚然，而況不爲養而爲害之物，焉可以不致其慎哉！此特其養口體者耳。若夫君子動息威儀，起居出入，皆當有其養焉，又所以養德也。嘗觀前元《飲膳正要》一書，其所以養口體、養德之要，無所不載，蓋當時尚醫所論著。其執藝事，以致忠愛，雖深于聖賢之道者不外是也。夫善莫大于取諸人，取諸人以爲善，大舜所先肆。朕嘉是書而用之，以資攝養之助，且鋟諸梓，以廣惠利于人，亦庶幾乎好生之仁。雖然，生稟于天，非人之所能爲，若或戕之，與立巖墻之下者同，有不由于人乎！故此非但攝養之助，而抑順受其正之大助也。

景泰七年四月初一日

臣聞古之君子善修其身者，動息節宣以養生，飲食衣服以養體，威儀行義以養德，是故周公之制禮也。天子之起居、衣服、飲食，各有其官，皆統于冢宰，蓋慎之至也。今上皇帝，天縱聖明，文思深遠，御延閣，閱圖書，旦暮有恒，則尊養德性，以酬酢萬幾，得内聖外王之道焉。于是趙國公臣常普蘭奚，以所領膳醫臣忽思慧所撰《飲膳正要》以進。其言曰：昔世祖皇帝，食飲必稽于本草，動静必準乎法度，是以身躋上壽，貽子孫無疆之福焉。是書也，當時尚醫之論著者云，噫！進書者可謂能執其藝事，以致其忠愛者矣。是書進上，中宫覽焉。念祖宗衛生之戒，知臣下陳義之勤，思有以助聖上之誠身，而推其仁民之至意。命中政院使臣拜住刻梓而廣傳之。兹舉也，蓋欲推一人之安，而使天下之人舉安；推一人之壽，而使天下之人皆壽。恩澤之厚，豈有加于此者哉！書之既成，大都留守臣金界奴傳敕命臣集序其端云。臣集再拜稽首而言曰：臣聞《易》之《傳》有云：『大哉乾元，萬物資始』，『至哉坤元，萬物資生』；天地之大德，不過生生而已耳。今聖皇正統于上，乾道也；聖后順承于中，坤道也。乾坤道備，于斯爲盛，斯民斯物之生于斯時也，何其幸歟！顧颺言之，使天下後世有以知。夫高明博厚之可見如此，於戲休哉。

天曆三年五月朔日謹序

奎章閣侍書學士翰林直學士中奉大夫知制誥同修國史臣虞集撰

伏睹國朝，奄有四海，遐邇罔不賓貢。珍味奇品，咸萃内府，或風土有所未宜，或燥濕不能相濟，儻司庖厨者，不能察其性味而概于進獻，則食之恐不免于致疾。欽惟世祖皇帝聖明，按《周禮·天官》有醫師、食醫、疾醫、瘍醫，分職而治。行依典故，設掌飲膳太醫四人。于本草内選無毒、無相反，可久食，補益藥味，與飲食相宜，調和五味，及每日所造珍品，御膳必須精製。所職何人，所用何物，進酒之時，必用沉香木、沙金、水晶等盞。斟酌適中，執事務合稱職。每日所用，標注于曆，以驗後效。至于湯煎、瓊玉、黄精、天門冬、蒼术等膏，牛髓、枸杞等煎，諸珍异饌，咸得其宜。以此世祖皇帝聖壽延永無疾。恭惟皇帝陛下自登寶位，國事繁重，萬機之暇，遵依祖宗定制，如補養調護之術，飲食百味之宜，進加日新，則聖躬萬安矣。臣思慧自延祐年間選充飲膳之職，于兹有年，久叨天禄，退思無以補報，敢不竭盡忠誠，以答洪恩之萬一？是以日有餘閑，與趙國公臣普蘭奚，將累朝親侍進用奇珍异饌，湯膏煎造，及諸家本草，名醫方術，并日所必用穀肉果菜，取其性味補益者，集成一書，名曰《飲膳正要》，分爲三卷。本草有未收者，今即采摭附寫。伏望陛下恕其狂妄，察其愚忠，以燕閑之際，鑒先聖之保攝，順當時之氣候，弃虚取實，期以獲安，則聖壽躋于無疆，而四海咸蒙其德澤矣。謹獻所述《飲膳正要》一集以聞，伏乞聖覽下情，不勝戰栗激切屏營之至。

天曆三年三月三日飲膳太醫臣忽思慧進上

中奉大夫太醫院使臣耿允謙校正

奎章閣都主管上事資政大夫大都留守内宰隆祥總管

提調織染雜造人匠都總管府事臣張金界奴校正

資德大夫中政院使儲政院使臣拜住校正

集賢大學士銀青榮禄大夫趙國公臣常普蘭奚編集

天之所生，地之所養，天地合氣，人以禀天地氣生，并而爲三才。三才者，天地人。人而有生，所重乎者心也。心爲一身之主宰，萬事之根本，故身安則心能應萬變，主宰萬事，非保養何以能安其身？保養之法，莫若守中，守中則無過與不及之病。調順四時，節慎飲食，起居不妄，使以五味調和五藏。五藏和平則血氣資榮，精神健爽，心志安定，諸邪自不能入，寒暑不能襲，人乃怡安。夫上古聖人治未病不治已病，故重食輕貨，蓋有所取也。故云：食不厭精，鱠不厭細。魚餒肉敗者，色惡者，臭惡者，失飪不時者，皆不可食。然雖食飲，非聖人口腹之欲哉！蓋以養氣養體，不以有傷也。若食氣相惡則傷精，若食味不調則損形。形受五味以成體，是以聖人先用食禁以存性，後制藥以防命。蓋以藥性有大毒，有大毒者治病，十去其六；常毒治病，十去其七；小毒治病，十去其八；無毒治病，十去其九。然後穀肉果菜，十養一儘之，無使過之，以傷其正。雖飲食百味，要其精粹，審其有補益助養之宜，新陳之异，温凉寒熱之性，五味偏走之病。若滋味偏嗜，新陳不擇，製造失度，俱皆致疾。可者行之，不可者忌之。如妊婦不慎行，乳母不忌口，則子受患。若貪爽口而忘避忌，則疾病潛生，而中不悟，百年之身，而忘于一時之味，其可惜哉！孫思邈曰：謂其醫者，先曉病源，知其所犯，先以食療，不瘥，然後命藥，十去其九。故善養生者，謹先行之。攝生之法，豈不爲有裕矣。

卷第一

三皇聖紀

◎太昊伏羲氏

風姓之源，皇熊氏之後。生有聖德，繼天而王，爲萬世帝王之先。位在東方，以木德王，爲蒼精之君。都陳時，神龍出于滎河，則而畫之爲八卦。造書契，以代結繩之政；立五常，定五行；正君臣，明父子；別夫婦之義，制嫁娶之理；造屋舍，結網罟，以佃漁；服牛乘馬，引重致遠；取犧牲，供祭祀，故曰伏羲氏。治天下一百一十年。

◎炎帝神農氏

姜姓之源，烈山氏之後。生有聖德，以火承木。位在南方，以火德王，爲赤精之君。時人民茹草飲水，采樹木之實，而食蠃蛖之肉，多生疾病，乃求可食之物，嘗百草，種五穀，以養人民。日中爲市。作陶冶，爲斧斤，造耒耜，教民耕稼，故曰神農。都曲阜。治天下一百二十年。

◎黄帝軒轅氏

姬姓之源，有熊國君少典之子。生而神靈，長而聰明，成而登天。以土德王，爲黄精之君，故曰黄帝。都涿鹿。受河圖，見日月星辰之象，始有星官之書。命大撓探五行之情，占斗罡所建，始作甲子；命容成作曆；命隸首作筭數；命伶倫造律吕；命岐伯定醫方。爲衣冠以表貴賤；治干戈，作舟車，分州野。治天下一百年。

養生避忌

夫上古之人，其知道者，法于陰陽，和于術數，食飲有節，起居有常，不妄作勞，故能而壽。今時之人不然也，起居無常，飲食不知忌避，亦不慎節，多嗜欲，厚滋味，不能守中，不知持滿，故半百衰者多矣。夫安樂之道，在乎保養；保養之道，莫若守中，守中則無過與不及之病。春秋冬夏，四時陰陽，生病起于過與，蓋不適其性而强。故養生者，既無過耗之弊，又能保守真元，何患乎外邪所中也。故善服藥者，不若善保養；不善保養，不若善服藥。世有不善保養，又不能善服藥，倉卒病生，而歸咎于神天乎！善攝生者，薄滋味，省思慮，節嗜欲，戒喜怒，惜元氣，簡言語，輕得失，破憂阻，除妄想，遠好惡，收視聽，勤内固，不勞神，不勞形。神形既安，病患何由而致也？故善養性者，先飢而食，食勿令飽；先渴而飲，飲勿令過。食欲數而少，不欲頓而多。蓋飽中飢，飢中飽，飽則傷肺，飢則傷氣。若食飽，不得便卧，即生百病。

凡熱食有汗，勿當風，發痙病，頭痛，目澀，多睡。夜不可多食，卧不可有

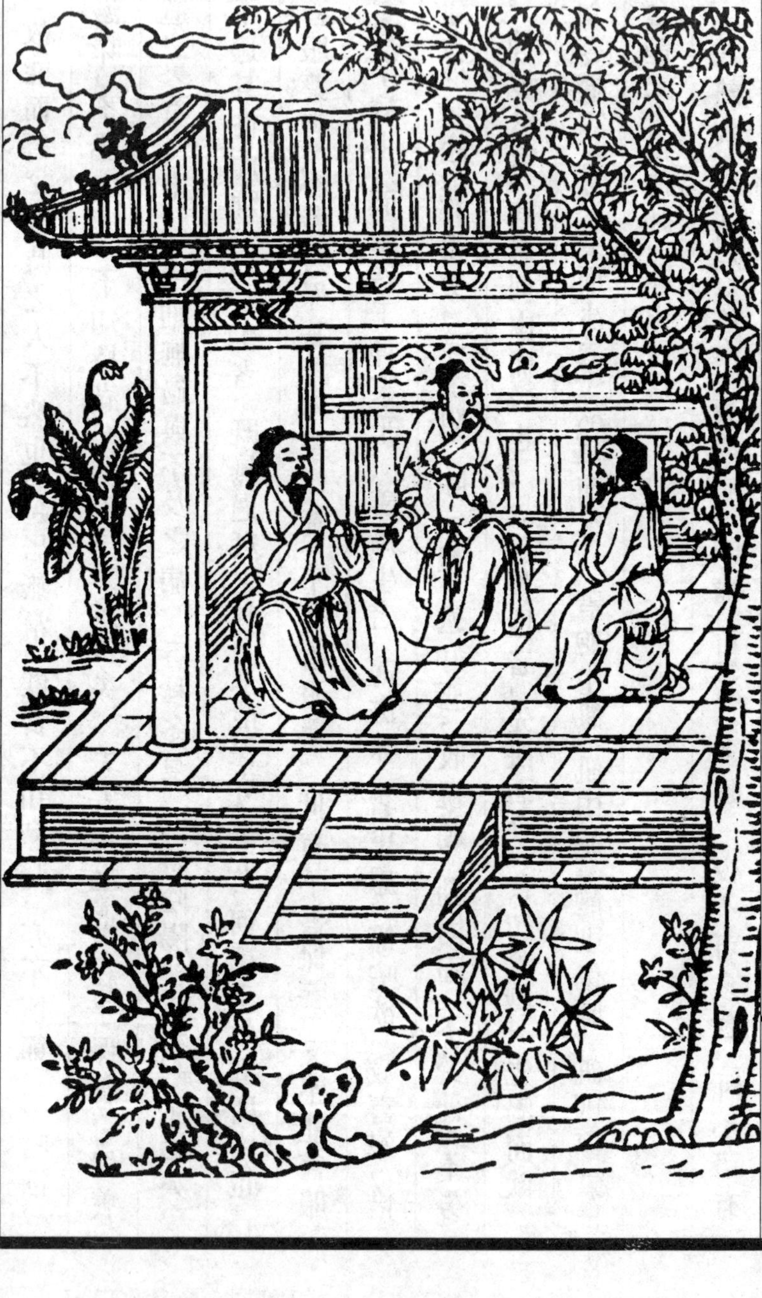

邪風。

凡食訖，温水漱口，令人無齒疾、口臭。汗出時，不可扇，生偏枯。勿向西北大小便。勿忍大小便，令人成膝勞、冷痺痛。勿向星辰、日月、神堂、廟宇大小便。夜行，勿歌唱大叫。一日之忌，暮勿飽食；一月之忌，晦勿大醉；一歲之忌，暮勿遠行；終身之忌，勿燃燈房事。服藥千朝，不若獨眠一宿。如本命日，及父母本命日，不食本命所屬肉。

凡人坐，必要端坐，使正其心；凡人立，必要正立，使直其身。立不可久，立傷骨；坐不可久，坐傷血。行不可久，行傷筋；卧不可久，卧傷氣。視不可久，視傷神；食飽勿洗頭，生風疾。如患目赤病，切忌房事，不然令人生内障。沐浴勿當風，腠理百竅皆開，切忌邪風易入。不可登高履嶮，奔走車馬，氣亂神驚，魂魄飛散。

大風，大雨，大寒、大熱，不可出入妄爲。口勿吹燈火，損氣。

凡日光射，勿凝視，損人目。勿望遠，極目觀，損眼力。坐卧勿當風、濕地。

夜勿燃燈睡，魂魄不守。晝勿睡，損元氣。食勿言，寢勿語，恐傷氣。

凡遇神堂、廟宇，勿得輒入。

凡遇風雨雷電，必須閉門，端坐焚香，恐有諸神過。

怒不可暴，怒生氣疾、惡瘡。遠唾不如近唾，近唾不如不唾。虎豹皮不可近肉鋪，損人目。

避色如避箭，避風如避讎，莫吃空心茶，少食申後粥。

古人有云：入廣者，朝不可虛，暮不可實。然不獨廣，凡早皆忌空腹。古人云：爛煮麵，軟煮肉，少飲酒，獨自宿。古人平日起居而攝養，今人待老而保生，蓋無益。

凡夜卧，兩手摩令熱，揉眼，永無眼疾。凡夜卧，兩手摩令熱，摩面，不生瘡䵟。一呵十搓，一搓十摩，久而行之，皺少顔多。凡清旦，以熱水洗目，平日無眼疾。凡清旦刷牙，不如夜刷牙，齒疾不生。凡清旦鹽刷牙，平日無齒疾。凡夜卧，被髪梳百通，平日頭風少。凡夜卧，濯足而卧，四肢無冷疾。盛熱來，不可冷水洗面，生目疾。

凡枯木大樹下，久陰濕地，不可久坐，恐陰氣觸人。立秋日，不可澡浴，令人皮膚粗燥，因生白屑。常默，元氣不傷；少思，慧燭内光；不怒，百神安暢；不惱，心地清凉。樂不可極，欲不可縱。

妊娠食忌

上古聖人有胎教之法。古者婦人妊子，寢不側，坐不邊，立不蹕。不食邪味，割不正不食，席不正不坐，目不視邪色，耳不聽淫聲，夜則令瞽誦詩，道正事，

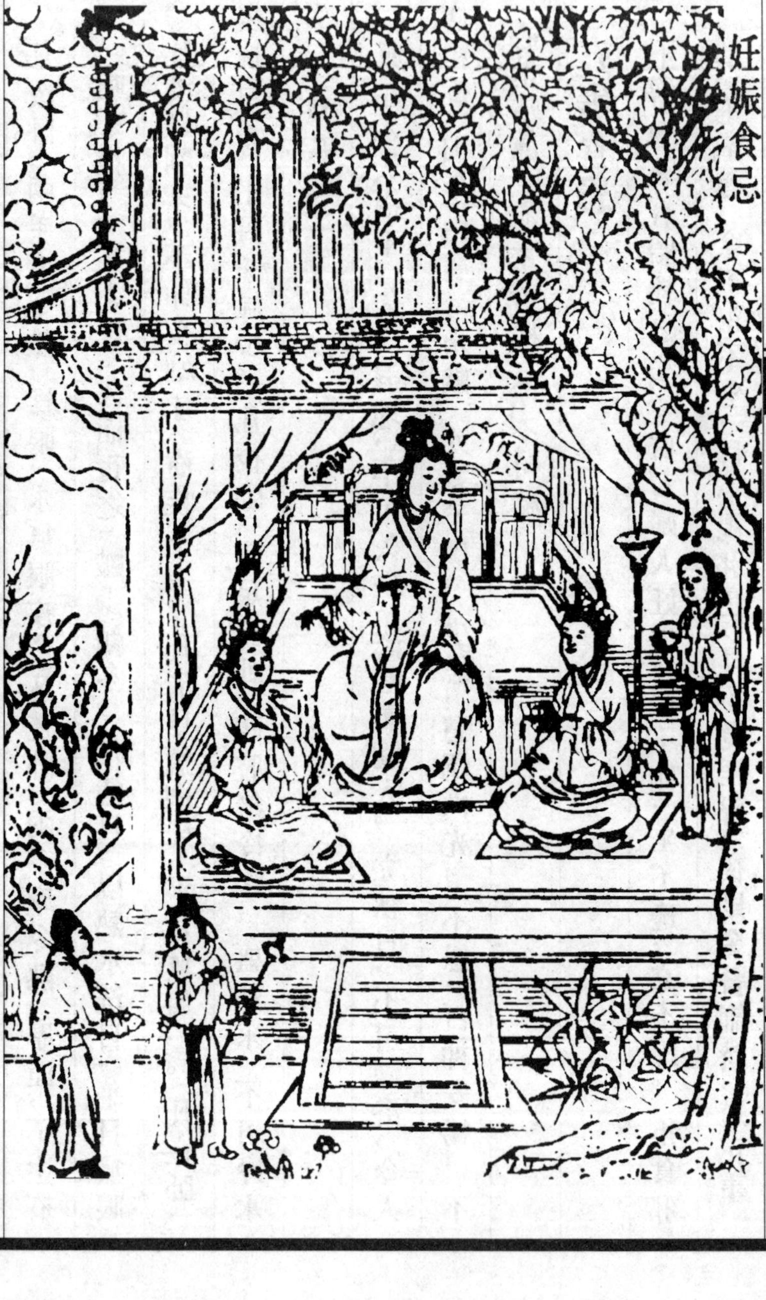
妊娠食忌

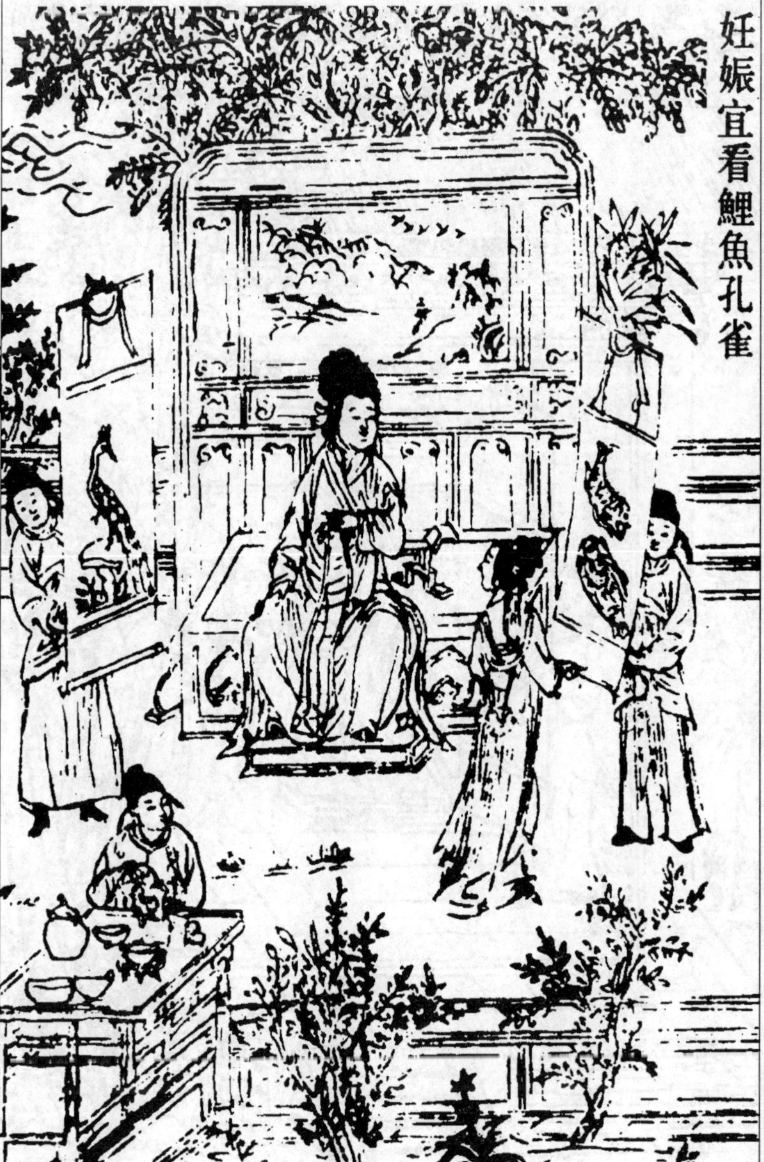
妊娠宜看鯉魚孔雀

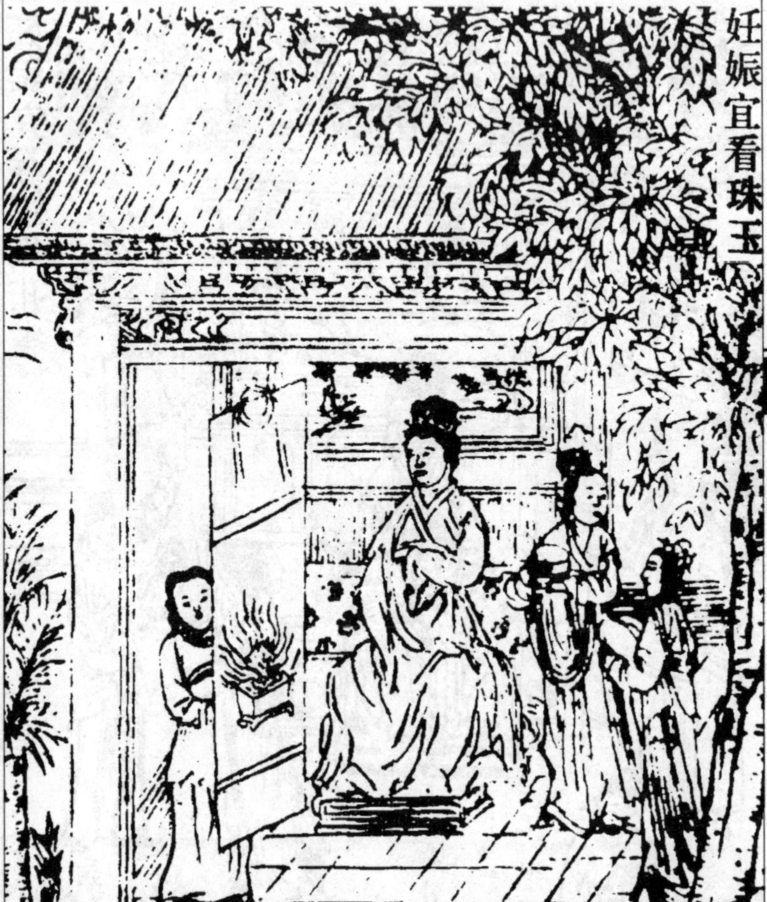
妊娠宜看珠玉

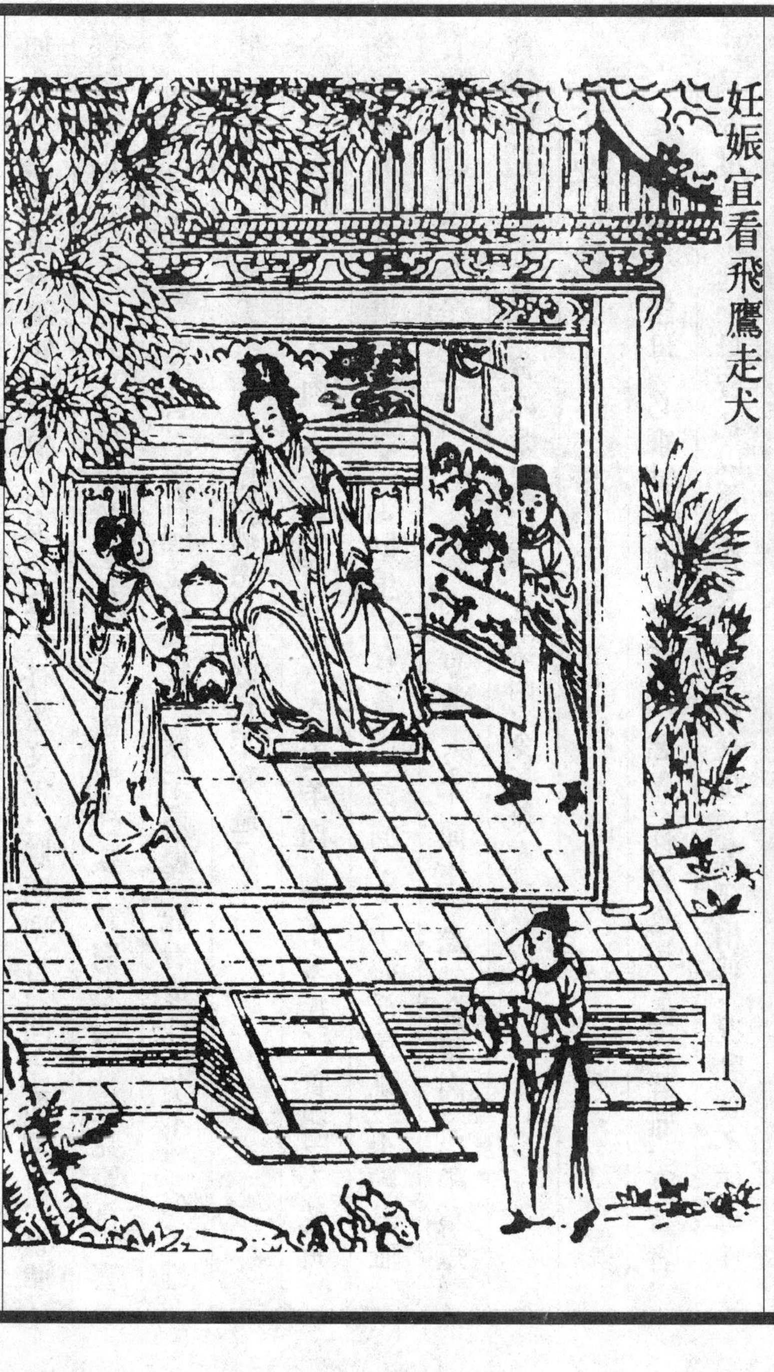
妊娠宜看飛鷹走犬

如此則生子形容端正，才過人矣。故太任生文王，聰明聖哲，聞一而知百，皆胎教之能也。聖人多感生，妊娠故忌見喪孝、破體、殘疾、貧窮之人；宜見賢良、喜慶、美麗之事。欲子多智，觀看鯉魚、孔雀；欲子美麗，觀看珍珠、美玉；欲子雄壯，觀看飛鷹、走犬。如此善惡猶感，況飲食不知避忌乎！

妊娠所忌：食兔肉，令子無聲缺唇。食山羊肉，令子多疾。食鷄子、乾魚，令子多瘡。食桑椹、鴨子，令子倒生。食雀肉，飲酒，令子心淫情亂，不顧羞耻。食鷄肉、糯米，令子生寸白蟲。食雀肉、豆醬，令子面生䵟黯。食鱉肉，令子項短。食驢肉，令子延月。食冰漿，絶産。食騾肉，令子難産。

乳母食忌

凡生子擇于諸母，必求其年壯，無疾病，慈善，性質寬裕，温良詳雅，寡言者，使爲乳母。子在于母資乳以養，亦大人之飲食也。善惡相習，況乳食不遂母性。

若子有病無病，亦在乳母之慎口。如飲食不知避忌，倘不慎行，貪爽口而忘身適性致疾，使子受患，是母令子生病矣。

乳母雜忌：夏勿熱暑乳，則子偏陽而多嘔逆。冬勿寒冷乳，則子偏陰而多咳痢。母不欲多怒，怒則氣逆，乳之令子顛狂。母不欲醉，醉則發陽，乳之令子身熱腹滿。母若吐時，則中虛，乳之令子虛羸。母有積熱，蓋赤黄爲熱，乳之令子變黄不食。新房事勞傷，乳之令子瘦瘁，交脛不能行。母勿太飽乳之，母勿太飢乳之，母勿太寒乳之，母勿太熱乳之。子有瀉痢、腹痛、夜啼疾，乳母忌食寒凉發病之物。子有積熱、驚風、瘡瘍，乳母忌食濕熱、動風之物。子有疥癬、瘡疾，乳母忌食魚、蝦、鷄、馬肉、發瘡之物。子有癖、疳、瘦疾，乳母忌食生茄、黄瓜等物。

凡初生兒時，以未啼之前，用黄連浸汁，調朱砂少許，微抹口内，去胎熱邪氣，

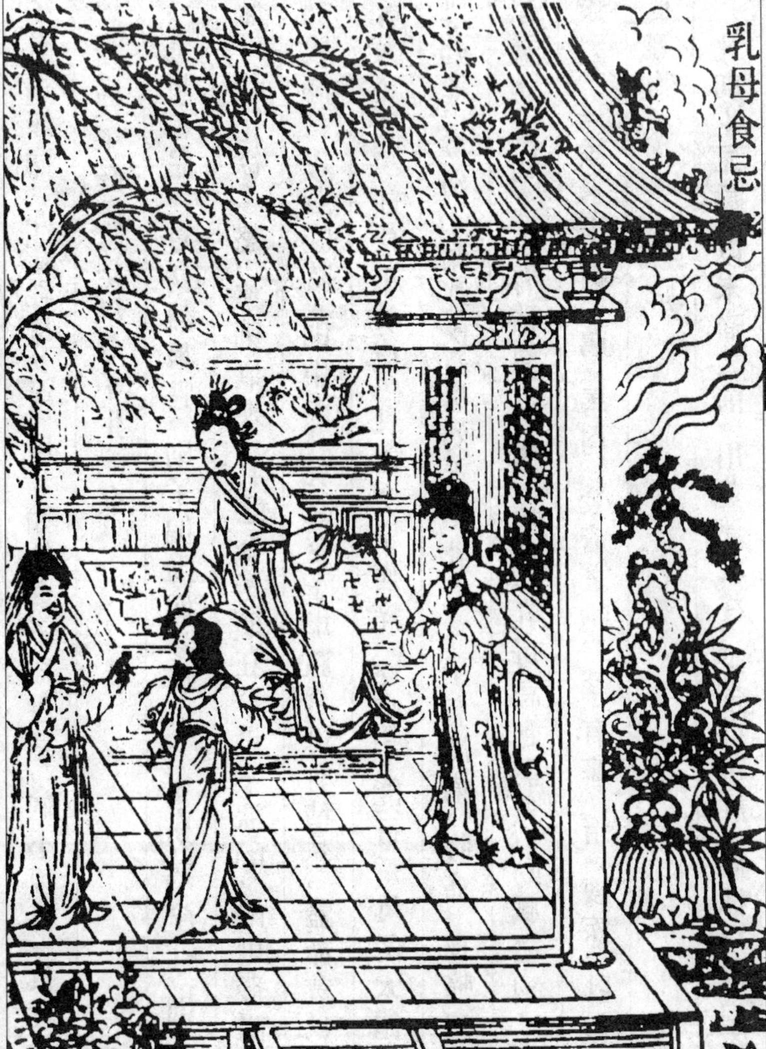
乳母食忌

令瘡疹稀少。凡初生兒時，用荊芥、黄連熬水，入野牙猪膽汁少許，洗兒。在後雖生斑疹、惡瘡，終當稀少。凡小兒未生瘡疹時，用臘月兔頭并毛骨，同水煎湯，洗兒，除熱去毒，能令斑疹、諸瘡不生，雖有亦稀少。凡小兒未生斑疹時，以黑子母驢乳令飲之，及長不生瘡疹、諸毒。如生者，亦稀少。仍治小兒心熱、風癇。

飲酒避忌

酒，味苦甘辛，大熱，有毒。主行藥勢，殺百邪，去惡氣，通血脉，厚腸胃，潤肌膚，消憂愁。少飲尤佳，多飲傷神損壽，易人本性，其毒甚也。醉飲過度，喪生之源。

飲酒不欲使多，知其過多，速吐之爲佳，不爾成痰疾。醉勿酩酊大醉，即終身百病不除。酒不可久飲，恐腐爛腸胃，漬髓，蒸筋。

醉不可當風卧，生風疾。醉不可向陽卧，令人發狂。醉不可令人扇，生偏枯。

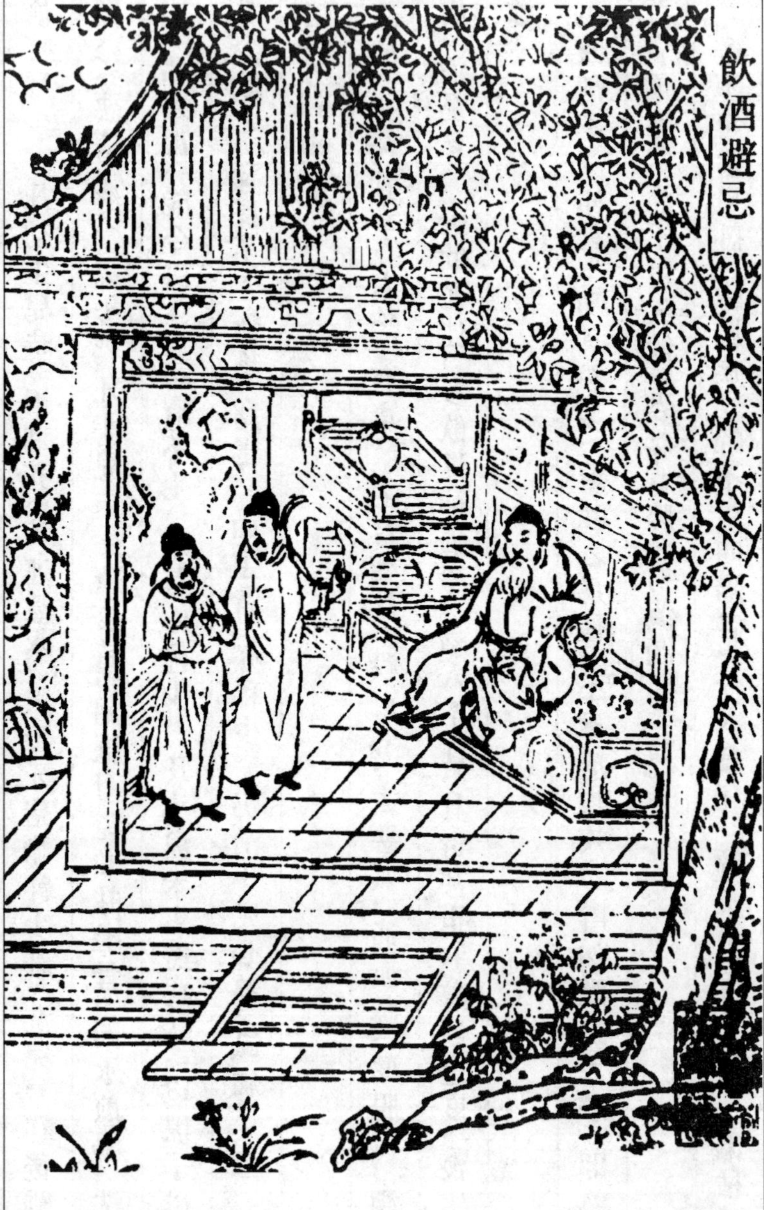
飲酒避忌

醉不可露卧，生冷痺。醉而出汗當風，爲漏風。醉不可卧黍穰，生癩疾。醉不可强食、嗔怒，生癰疽。醉不可走馬及跳躑，傷筋骨。醉不可接房事，小者面生䵟、咳嗽，大者傷臟、澼、痔疾。醉不可冷水洗面，生瘡。醉，醒不可再投，損後又損。醉不可高呼、大怒，令人生氣疾。

晦勿大醉，忌月空。醉不可飲酪水，成噎病。醉不可便卧，面生瘡癤，内生積聚。大醉勿燃燈叫，恐魂魄飛揚不守。醉不可飲冷漿水，失聲成尸噎。

飲酒，酒漿照不見人影勿飲。醉不可忍小便，成癃閉、膝勞、冷痺。空心飲酒，醉必嘔吐。醉不可忍大便，生腸澼、痔。酒忌諸甜物。酒醉不可食猪肉，生風。醉不可强舉力，傷筋損力。飲酒時，大不可食猪、羊腦，大損人，煉真之士尤宜忌。酒醉不可當風乘凉、露脚，多生脚氣。醉不可卧濕地，傷筋骨，生冷痺痛。醉不可澡浴，多生眼目之疾。如患眼疾人，切忌醉酒、食蒜。

聚珍异饌

◎馬思荅吉湯　補益，温中，順氣。

羊肉一脚子，卸成事件。　草果五個。　官桂二錢。　回回豆子半升，搗碎，去皮。

右件，一同熬成湯，濾净，下熟回回豆子二合，香粳米一升，馬思荅吉一錢，鹽少許，調和勻，下事件肉、芫荽葉。

◎大麥湯　温中下氣，壯脾胃，止煩渴，破冷氣，去腹脹。

羊肉一脚子，卸成事件。　草果五個。　大麥仁二升，滚水淘洗净，微煮熟。

右件，熬成湯，濾净，下大麥仁，熬熟，鹽少許，調和令勻，下事件肉。

◎八兒不湯係西天茶飯名。　補中，下氣，寬胸膈。

羊肉一脚子，卸成事件。　草果五個。　回回豆子半升，搗碎，去皮。　蘿蔔二個。

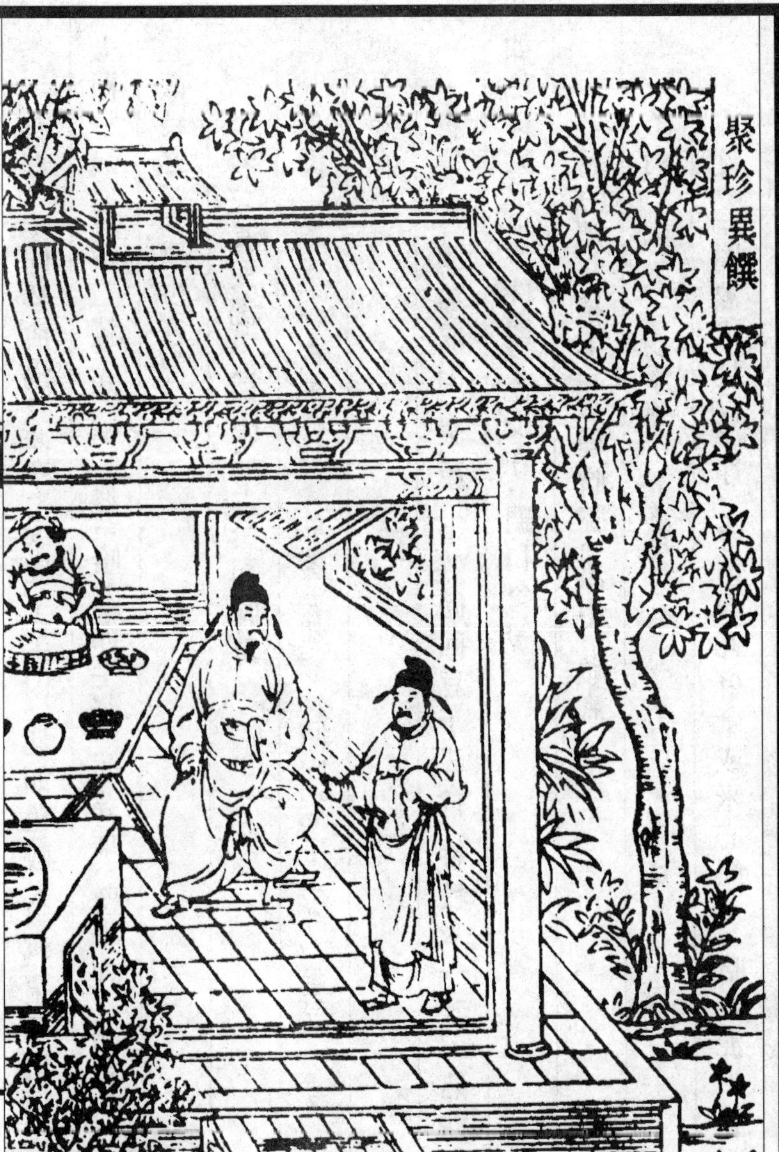
聚珍異饌

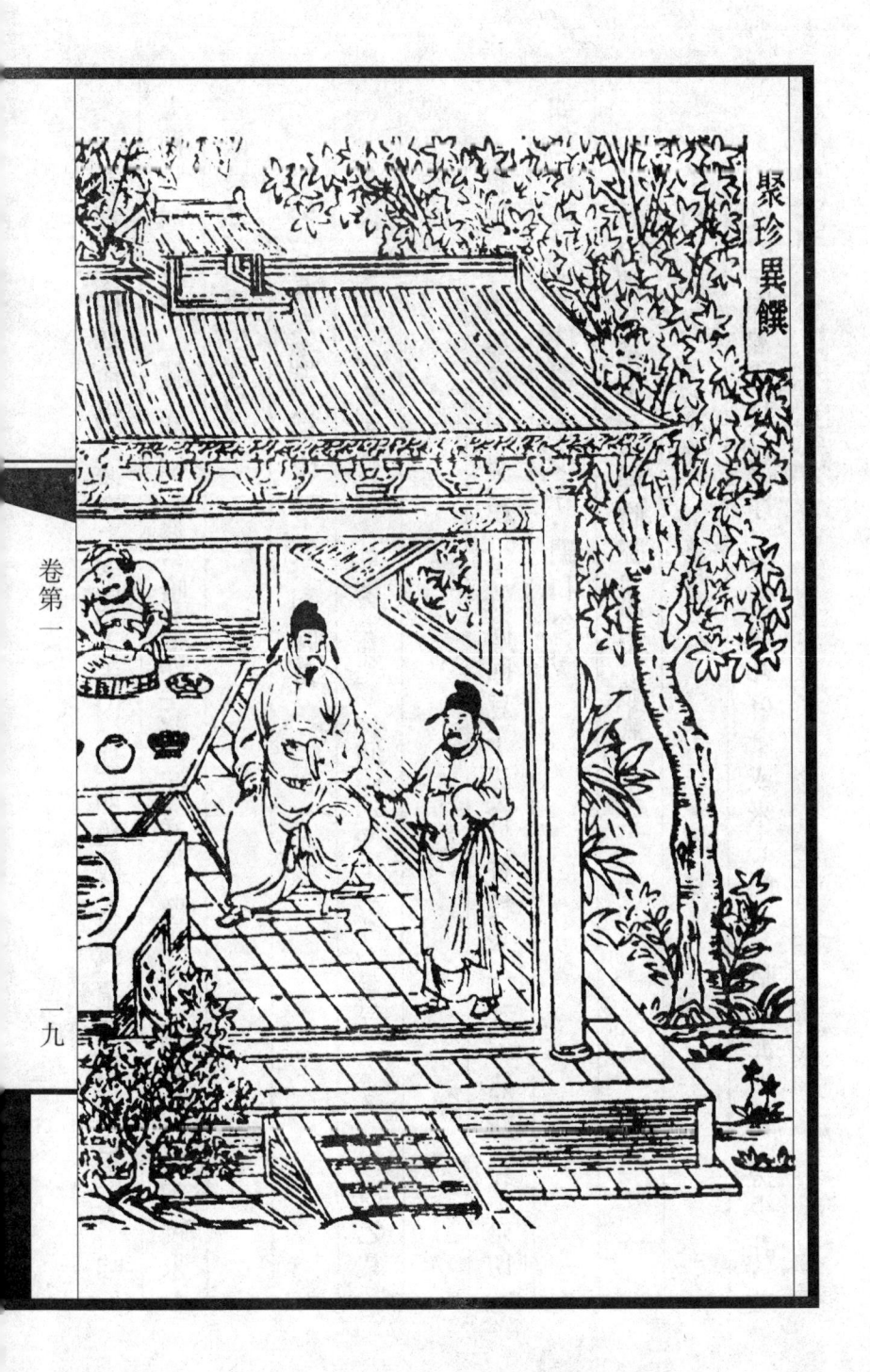

右件，一同熬成湯，濾净，湯内下羊肉，切如色數大，熟蘿蔔切如色數大，咱夫蘭一錢，薑黄二錢，胡椒二錢，哈昔泥半錢，芫荽葉、鹽少許，調和匀，對香粳米乾飯食之，入醋少許。

◎沙乞某兒湯　補中，下氣，和脾胃。

羊肉一脚子，卸成事件。　草果五個。　回回豆子半升，搗碎，去皮。　沙乞某兒五個，係蔓菁。

右件，一同熬成湯，濾净，下熟回回豆子二合，香粳米一升。熟沙乞某兒切如色數大，下事件肉，鹽少許，調和令匀。

◎苦豆湯　補下元，理腰膝，温中，順氣。

羊肉一脚子，卸成事件。　草果五個。　苦豆一兩，係葫蘆巴。

右件，一同熬成湯，濾净，下河西兀麻食或米心餠子，哈昔泥半錢，鹽少許，調和。

◎木瓜湯　補中，順氣，治腰膝疼痛，脚氣不仁。

羊肉一脚子，卸成事件。　草果五個。　回回豆子半升，搗碎，去皮。

右件，一同熬成湯，濾净，下香粳米一升，熟回回豆子二合，肉彈兒木瓜二斤，取汁，沙糖四兩，鹽少許，調和，或下事件肉。

◎鹿頭湯　補益，止煩渴，治脚膝疼痛。

鹿頭蹄一副，退洗净，卸作塊。

右件，用哈昔泥豆子，大，研如泥，與鹿頭蹄肉同拌匀，用回回小油四兩同炒，入滚水熬令軟，下胡椒三錢，哈昔泥二錢，蓽撥一錢，牛奶子一盞，生薑汁一合，鹽少許，調和。一法用鹿尾取汁，入薑末、鹽，同調和。

◎松黄湯　補中益氣，壯筋骨。

羊肉一脚子，卸成事件。 草果五個。 回回豆子半升，搗碎，去皮。

右件，同熬成湯，濾净，熟羊胸子一個，切作色數大，松黄汁二合，生薑汁半合，一同下炒，葱、鹽、醋、芫荽葉，調和匀。對經捲兒食之。

◎粆湯 補中益氣，健脾胃。

羊肉一脚子，卸成事件。 草果五個。 回回豆子半升，去皮。

右件，同熬成湯，濾净，熟乾羊胸子一個，切片，粆三升，白菜或蕁麻菜，一同下鍋，鹽調和匀。

◎大麥筭子粉 補中益氣，健脾胃。

羊肉一脚子，卸成事件。 草果五個。 回回豆子半升，去皮。

右件，同熬成湯，濾净，大麥粉三斤，豆粉一斤，同作粉。羊肉炒細乞馬，生薑汁二合，芫荽葉、鹽、醋調和。

◎大麥片粉　補中益氣，健脾胃。

羊肉一脚子，卸成事件。　草果五個。　良薑二錢。

右件，同熬成湯，濾净，下羊肝醬，取清汁，胡椒五錢，熟羊肉切作甲葉，糟薑二兩，瓜齏一兩，切如甲葉，鹽、醋調和，或渾汁亦可。

◎糯米粉搊粉　補中益氣。

羊肉一脚子，卸成事件。　草果五個。　良薑二錢。

右件，同熬成湯，濾净，用羊肝醬熬取清汁，下胡椒五錢，糯米粉二斤，與豆粉一斤，同作搊粉，羊肉切細乞馬，入鹽、醋調和，渾汁亦可。

◎河㹠羹　補中益氣。

羊肉一脚子，卸成事件。　草果五個。

右件，同熬成湯，濾净，用羊肉切細乞馬，陳皮五錢，去白，葱二兩，細切，料物二錢，鹽、醬拌餡兒，皮用白麵三斤，作河豘，小油煤熟，下湯內，入鹽調和，或清汁亦可。

◎阿菜湯　補中益氣。

羊肉一脚子，卸成事件。　草果五個。　良薑二錢。

右件，同熬成湯，濾净，下羊肝醬，同取清汁，入胡椒五錢。另羊肉切片，羊尾子一個，羊舌一個，羊腰子一副，各切甲葉。蘑菰二兩，白菜，一同下，清汁、鹽、醋調和。

◎鷄頭粉雀舌餜子　補中，益精氣。

羊肉一脚子，卸成事件。　草果五個。　回回豆子半升，搗碎，去皮。

右件，同熬成湯，濾净，用鷄頭粉二斤，豆粉一斤，同和，切作餜子，羊肉切細乞馬，生薑汁一合，炒葱調和。

◎鷄頭粉血粉　補中，益精氣。

羊肉一脚子，卸成事件。　草果五個。　回回豆子半升，搗碎，去皮。

右件，同熬成湯，濾净，用鷄頭粉二斤，豆粉一斤，羊血和作撅粉，羊肉切細乞馬炒，葱、醋一同調和。

◎鷄頭粉撧麵　補中，益精氣。

羊肉一脚子，卸成事件。　草果五個。　回回豆子半升，搗碎，去皮。

右件，同熬成湯，濾净，用鷄頭粉二斤，豆粉一斤，白麵一斤，同作麵；羊肉切片兒乞馬入炒，葱、醋一同調和。

◎鷄頭粉撅粉　補中，益精氣。

羊肉一脚子，卸成事件。　草果五個。　良薑二錢。

右件，同熬成湯，濾净，用羊肝醬同取清汁，入胡椒一兩，次用鷄頭粉二斤，豆粉一斤，同作撏粉，羊肉切細乞馬，下鹽、醋調和。

◎鷄頭粉餛飩　補中益氣。

羊肉一脚子，卸成事件。　草果五個。　回回豆子半升，搗碎，去皮。

右件，同熬成湯，濾净，用羊肉切作餡，下陳皮一錢，去白，生薑一錢，細切，五味和勻，次用鷄頭粉二斤，豆粉一斤，作枕頭餛飩。湯内下香粳米一升，回回豆子二合，生薑汁二合，木瓜汁一合，同炒，葱、鹽調和勻。

◎雜羹　補中益氣。

羊肉一脚子，卸成事件。　草果五個。　回回豆子半升，搗碎，去皮。

右件，同熬成湯，濾净，羊頭洗净二個，羊肚、肺各二具，羊白血雙腸兒一副，并煮熟切，次用豆粉三斤作粉，蘑菰半斤，杏泥半斤，胡椒一兩，入青菜、芫荽炒，葱、鹽、醋調和。

◎葷素羹　補中益氣。

羊肉一脚子，卸成事件。　草果五個。　回回豆子半升，搗碎，去皮。

右件，同熬成湯，濾净，豆粉三斤作片粉，精羊肉切條道乞馬，山藥一斤，糟薑二塊，瓜齏一塊，乳餅一個，胡蘿蔔十個，蘑菰半斤，生薑四兩，各切，鷄子十個，打煎餅，切，用麻泥一斤，杏泥半斤，同炒，葱、鹽、醋調和。

◎珍珠粉　補中益氣。

羊肉一脚子，卸成事件。　草果五個。　回回豆子半升，搗碎，去皮。

右件，同熬成湯，濾净，羊肉切乞馬，心、肝、肚、肺各一具，生薑二兩，糟薑四兩，瓜齏一兩，胡蘿蔔十個，山藥一斤，乳餅一個，鷄子十個作煎餅，各切，次用麻泥一斤，同炒，葱、鹽、醋調和。

◎黄湯　補中益氣。

羊肉一脚子，卸成事件。 草果五個。 回回豆子半升，搗碎，去皮。

右件，同熬成湯，濾净，下熟回回豆子二合，香粳米一升，胡蘿蔔五個，切，用羊後脚肉丸肉彈兒，肋枝一個，切，寸金薑黄三錢，薑末五錢，咱夫蘭一錢，芫荽葉同鹽、醋調和。

◎三下鍋 補中益氣。

羊肉一脚子，卸成事件。 草果五個。 良薑二錢。

右件，同熬成湯，濾净，用羊後脚肉丸肉彈兒，丁頭餵子，羊肉指甲匾食，胡椒一兩，同鹽、醋調和。

◎葵菜羹 順氣，治癃閉不通。性寒，不可多食。今與諸物同製造，其性稍温。

羊肉一脚子，卸成事件。 草果五個。 良薑二錢。

右件，同熬成湯，熟羊肚、肺各一具，切；蘑菰半斤，切；胡椒五錢，白麵一斤，拌鷄爪麵，下葵菜炒，葱、鹽、醋調和。

◎瓠子湯 性寒。主消渴，利水道。

羊肉一脚子，卸成事件。 草果五個。

右件，同熬成湯，濾净，用瓠子六個，去穰皮，切掠；熟羊肉切片，生薑汁半合，白麵二兩作麵絲，同炒，葱、鹽、醋調和。

◎團魚湯 主傷中，益氣，補不足。

羊肉一脚子，卸成事件。 草果五個。

右件，熬成湯，濾净，團魚五六個，煮熟，去皮、骨，切作塊，用麵二兩作麵絲，生薑汁一合，胡椒一兩，同炒，葱、鹽、醋調和。

◎盞蒸 補中益氣。

撏羊背皮或羊肉三脚子，卸成事件。 草果五個。 良薑二錢。 陳皮二錢，去白。 小椒二錢。

右件，用杏泥一斤，松黄二合，生薑汁二合，同炒，葱、鹽五味調匀，入盞内蒸令軟熟，對經捲兒食之。

◎臺苗羹　補中益氣。

羊肉一脚子，卸成事件。 草果五個。 良薑二錢。

右件，熬成湯，濾净，用羊肝下醬，取清汁，豆粉五斤作粉，乳餅一個，山藥一斤，胡蘿蔔十個，羊尾子一個，羊肉等，各切細，入臺子菜、韭菜，胡椒一兩，鹽、醋調和。

◎熊湯　治風痺不仁，脚氣。

熊肉二脚子，煮熟，切塊。 草果三個。

右件，用胡椒三錢，哈昔泥一錢，薑黄二錢，縮砂二錢，咱夫蘭一錢，葱、鹽、醬一同調和。

◎鯉魚湯　治黄疸。止渴，安胎。有宿瘕者，不可食之。

大新鯉魚十頭，去鱗肚，洗净。　小椒末五錢。

右件，用芫荽末五錢，葱二兩，切，酒少許，鹽，一同淹，拌清汁内，下魚，次下胡椒末五錢，生薑末三錢，蓽撥末三錢，鹽、醋調和。

◎炒狼湯　古《本草》不載狼肉，今云性熱，治虚弱。然食之未聞有毒。今製造用料物以助其味，暖五藏，温中。

狼肉一脚子，卸成事件。　草果三個。　胡椒五錢。　哈昔泥一錢。　蓽撥二錢。　縮砂二錢。　薑黄二錢。　咱夫蘭一錢。

右件，熬成湯，用葱、醬、鹽、醋一同調和。

◎圞像　補益五藏。

羊肉一脚子，煮熟，切細。　羊尾子二個，熟，切細。　藕二枚。　蒲笋二斤。　黄瓜五個。　生薑半斤。　乳餅二個。　糟薑四兩。　瓜齏半斤。　鷄子一十個，煎作餅。　蘑菰一斤。　蔓菁菜　韭菜各切條道。

右件，用好肉湯，調麻泥二斤、薑末半斤，同炒。葱、鹽、醋調和，對胡餅食之。

◎春盤麵　補中益氣。

白麵六斤，切細麵。　羊肉二脚子，煮熟，切條道乞馬。　羊肚肺各一個，煮熟，切。　鷄子五個，煎作餅，裁旛。　生薑四兩，切。　韭黄半斤。　蘑菰四兩。　臺子菜　蓼牙　胭脂

右件，用清汁，下胡椒一兩，鹽、醋調和。

◎皂羹麪　補中益氣。

白麪六斤，切細麪。　羊胸子二個，退洗净，煮熟，切如色數塊。

右件，用紅麴三錢，淹拌，熬令軟，同入清汁内，下胡椒一兩，鹽、醋調和。

◎山藥麪　補虚羸，益元氣。

白麪六斤。　鷄子十個，取白。　生薑汁二合。　豆粉四兩。

右件，用山藥三斤，煮熟，研泥，同和麪，羊肉二脚子，切丁頭乞馬，用好肉湯，下炒，葱、鹽調和。

◎挂麪　補中益氣。

羊肉一脚子，切細乞馬。　挂麪六斤。　蘑菰半斤，洗净，切。　鷄子五個，煎作餅。　糟薑一兩，切。　瓜齏一兩，切。

右件，用清汁，下胡椒一兩，鹽、醋調和。

◎經帶麵　補中益氣。

羊肉一脚子，炒焦肉乞馬。　蘑菰半斤，洗净，切。

右件，用清汁，下胡椒一兩，鹽、醋調和。

◎羊皮麵　補中益氣。

羊皮二個，撏洗净，煮軟。　羊舌二個，熟。　羊腰子四個，熟，各切如甲葉。　蘑菰一斤，洗净。　糟薑四兩，各切如甲葉。

右件，用好肉釅湯或清汁，下胡椒一兩，鹽、醋調和。

◎秃秃麻食係手撇麵。　補中益氣。

白麵六斤，作秃秃麻食。　羊肉一脚子，炒焦肉乞馬。

右件，用好肉湯，下炒葱，調和匀，下蒜酪、香菜末。

◎細水滑絹邊水滑一同。　補中益氣。

白麵六斤，作水滑。羊肉二脚子，炒焦肉乞馬。鷄兒一個，熟，切絲。蘑菰半斤，洗浄，切。

右件，用清汁，下胡椒一兩，鹽、醋調和。

◎水龍饃子　補中益氣。

羊肉二脚子，熟，切作乞馬。白麵六斤，切作錢眼饃子。鷄子十個。山藥一斤。糟薑四兩。胡蘿蔔五個。瓜齏二兩，各切細。三色彈兒内一色肉彈兒，外二色粉，鷄子彈兒。

右件，用清汁，下胡椒二兩，鹽、醋調和。

◎馬乞係手搓麵。或糯米粉，鷄頭粉亦可。　補中益氣。

白麵六斤，作乞馬。羊肉二脚子，熟，切乞馬。

右件，用好肉湯，炒，葱、醋、鹽一同調和。

◎搠羅脱因係畏兀兒茶飯。補中益氣。

白麪六斤，和，按作錢樣。羊肉二脚子，熟，切。羊舌二個，熟，切。山藥一斤。蘑菰半斤。胡蘿蔔五個。糟薑四兩，切。

右件，用好釅肉湯同下，炒，葱、醋調和。

◎乞馬粥　補脾胃，益氣力。

羊肉一脚子，卸成事件，熬成湯，濾净。粱米二升，淘洗净。

右件，用精肉切碎乞馬，先將米下湯内，次下乞馬、米、葱、鹽，熬成粥，或下圓米，或折米，或渴米，皆可。

◎湯粥　補脾胃，益腎氣。

羊肉一脚子，卸成事件。

右件，熬成湯，濾净，次下粱米三升，作粥熟，下米、葱、鹽，或下圓米、渴米、折米，皆可。

◎粱米淡粥　補中益氣。

粱米二升。

右先將水滚過，澄清，濾净，次將米淘洗三五遍，熬成粥，或下圓米、渴米、折米，皆可。

◎河西米湯粥　補中益氣。

羊肉一脚子，卸成事件。　河西米二升。

右熬成湯，濾净，下河西米，淘洗净，次下細乞馬、米、葱、鹽，同熬成粥，或不用乞馬亦可。

◎撒速湯係西天茶飯名。　治元藏虚冷，腹内冷痛，腰脊酸疼。

羊肉二脚子，頭蹄一副。　草果四個。　官桂三兩。　生薑半斤。　哈昔泥如回回豆子兩個大。

右件，用水一鐵絡，熬成湯，于石頭鍋内盛頓，下石榴子一斤，胡椒二兩，鹽少許，炮石榴子用小油一杓，哈昔泥如豌豆一塊，炒鵝黄色微黑，湯末子油去浄，澄清，用甲香、甘松、哈昔泥、酥油燒烟薰瓶，封貯任意。

◎炙羊心　治心氣驚悸，鬱結不樂。

羊心一個，帶系桶。　咱夫蘭三錢。

右件，用玫瑰水一盞，浸取汁，入鹽少許，簽子簽羊心，于火上炙，將咱夫蘭汁徐徐塗之，汁盡爲度。食之，安寧心氣，令人多喜。

◎炙羊腰　治卒患腰眼疼痛者。

羊腰一對。　咱夫蘭一錢。

右件，用玫瑰水一杓，浸取汁，入鹽少許，簽子簽腰子火上炙。將咱夫蘭汁徐徐塗之，汁盡爲度。食之，甚有效驗。

◎攢鷄兒

肥鷄兒十個，撏洗净，熟切攢。 生薑汁一合。 葱二兩，切。 薑末半斤。 小椒末四兩。 麵二兩，作麵絲。

右件，用煮鷄兒湯，炒，葱、醋入薑汁調和。

◎炒鵪鶉

鵪鶉二十個，切成事件。 蘿蔔二個，切。 薑末四兩。 羊尾子一個，各切如色數。 麵二兩，作麵絲。

右件，用煮鵪鶉湯，炒，葱、醋調和。

◎盤兔

兔兒二個，切作事件。 蘿蔔二個，切。 羊尾子一個，切片。 細料物二錢。

右件，用炒，葱、醋調和，下麵絲二兩，調和。

◎河西肺

羊肺一個。　韭六斤，取汁。　麵二斤，打糊。　酥油半斤。　胡椒二兩。　生薑汁二合。

右件，用鹽調和勻，灌肺，煮熟，用汁澆食之。

◎薑黃腱子

羊腱子一個，熟。　羊肋枝二個，截作長塊。　豆粉一斤。　白麵一斤。　咱夫蘭二錢。　梔子五錢。

右件，用鹽、料物調和，搽腱子，下小油煠。

◎鼓兒簽子

羊肉五斤，切細。　羊尾子一個，切細。　鷄子十五個。　生薑二錢。　葱二兩，切。　陳皮二錢，去白。　料物三錢。

右件，調和勻，入羊白腸内，煮熟切作鼓樣，用豆粉一斤，白麵一斤，咱夫蘭一錢，梔子三錢，取汁，同拌鼓兒簽子，入小油煠。

◎帶花羊頭

羊頭三個，熟，切。　羊腰四個。　羊肚肺各一具，煮熟，切，攢胭脂染。　生薑四兩。　糟薑二兩，各切。　鷄子五個，作花樣。　蘿蔔三個，作花樣。

右件，用好肉湯，炒，葱、鹽、醋調和。

◎魚彈兒

大鯉魚十個，去皮、骨、頭、尾。　羊尾子二個，同剁爲泥。　生薑一兩，切細。　葱二兩，切細。　陳皮末三錢。　胡椒末一兩。　哈昔泥二錢。

右件，下鹽，入魚肉内拌勻，丸如彈兒，用小油煠。

◎芙蓉鷄

鷄兒十個，熟，攢。羊肚肺各一具，熟，切。生薑四兩，切。胡蘿蔔十個，切。鷄子二十個，煎作餅，刻花樣。赤根　芫荽打糝。胭脂　梔子染。杏泥一斤。

右件，用好肉湯，炒，葱、醋調和。

◎肉餅兒

精羊肉十斤，去脂膜筋，搥爲泥。哈昔泥三錢。胡椒二兩。蓽撥一兩。芫荽末一兩。

右件，用鹽調和匀，捻餅，入小油煠。

◎鹽腸

羊苦腸水洗净。

右件，用鹽拌勻，風乾，入小油煠。

◎腦瓦剌

熟羊胸子二個，切薄片。鷄子二十個，熟。

右件，用諸般生菜，一同捲餅。

◎薑黃魚

鯉魚十個，去皮鱗。白麵二斤。豆粉一斤。芫荽末二兩。

右件，用鹽、料物淹拌過搽魚，入小油煠熟，用生薑二兩，切絲。芫荽葉，胭脂染，蘿蔔絲炒，葱調和。

◎攢雁

雁五個，煮熟，切，攢。薑末半斤。

右用好肉湯，炒，葱、鹽調和。

◎猪頭薑豉

猪頭二個，洗净，切成塊。 陳皮二錢，去白。 良薑二錢。 小椒二錢。 官桂二錢。 草果五個。 小油一斤。 蜜半斤。

右件，一同熬成，次下芥末，炒，葱、醋、鹽調和。

◎蒲黄瓜齏

净羊肉十斤，煮熟，切如瓜齏。 小椒一兩。 蒲黄半斤。

右件，用細料物一兩，鹽同拌匀。

◎攢羊頭

羊頭五個，煮熟，攢。 薑末四兩。 胡椒一兩。

右件，用好肉湯，炒，葱、鹽、醋調和。

◎攢牛蹄馬蹄、熊掌一同。

牛蹄一副，煮熟，攢。　薑末二兩。

右件，用好肉湯，同炒，葱、鹽調和。

◎細乞思哥

羊肉一脚子，煮熟，切細。　蘿蔔二個，熟，切細。　羊尾子一個，熟，切。　哈夫兒二錢。

右件，用好肉湯，同炒，葱調和。

◎肝生

羊肝一個，水浸，切細絲。　生薑四兩，切細絲。　蘿蔔二個，切細絲。　香菜

蓼子各二兩，切細絲。

右件，用鹽、醋、芥末調和。

◎馬肚盤

馬肚腸一副，煮熟，切。　芥末半斤。

右件，將白血灌腸，刻花樣，澀脾，和脂剁心子攢成，炒，葱、鹽、醋、芥末調和。

◎煤牒兒係細項。

牒兒二個，卸成各一節。　哈昔泥一錢。　葱一兩，切細。

右件，用鹽一同淹拌，少時，入小油煤熟。次用咱夫蘭二錢，水浸汁，下料物、芫荽末，同糁拌。

◎熬蹄兒

羊蹄五副，退洗净，煮軟，切成塊。　薑末一兩。　料物五錢。

右件，下麵絲，炒，葱、醋、鹽調和。

◎熬羊胸子

羊胸子二個，退毛洗净，煮軟，切作色數塊。薑末二兩。料物五錢。

右件，用好肉湯，下麵絲，炒，葱、鹽、醋調和。

◎魚鱠

新鯉魚五個，去皮、骨、頭、尾。生薑二兩。蘿蔔二個。葱一兩。香菜蓼子各切如絲，胭脂打糝。

右件，下芥末，炒，葱、鹽、醋調和。

◎紅絲

羊血同白麵依法煮熟。生薑四兩。蘿蔔一個。香菜蓼子各一兩，切細絲。

右件，用鹽、醋、芥末調和。

◎燒雁燒鴣鵏、燒鴨子等同。

雁一個，去毛、腸、肚，净。羊肚一個，退洗净，包雁。葱二兩。芫荽末一兩。

右件，用鹽同調，入雁腹内燒之。

◎燒水札

水札十個，撏洗净。 芫荽末一兩。 葱十莖。 料物五錢。

右件，用鹽同拌匀燒，或以肥麵包水札，就籠内蒸熟亦可。或以酥油水和麵包水札，入爐鏊内爐熟亦可。

◎柳蒸羊

羊一口，帶毛。

右件，于地上作爐，三尺深，周回以石，燒令通赤，用鐵芭盛羊上，用柳子蓋覆，土封，以熟爲度。

◎倉饅頭

羊肉 羊脂 葱 生薑 陳皮各切細。

右件，入料物、鹽、醬，拌和爲餡。

◎鹿奶肪饅頭或作倉饅頭，或做皮薄饅頭，皆可。

鹿奶肪　羊尾子各切如指甲片。　生薑　陳皮各切細。

右件，入料物、鹽，拌和爲餡。

◎茄子饅頭

羊肉　羊脂　羊尾子　葱　陳皮各切細。　嫩茄子去穰。

右件，同肉作餡，却入茄子内蒸，下蒜酪、香菜末，食之。

◎剪花饅頭

羊肉　羊脂　羊尾子　葱　陳皮各切細。

右件，依法入料物、鹽、醬拌餡包饅頭，用剪子剪諸般花樣，蒸，用胭脂染花。

◎水晶角兒

羊肉　羊脂　羊尾子　葱　陳皮　生薑各切細。

右件，入細料物、鹽、醬拌勻，用豆粉作皮包之。

◎酥皮奄子

羊肉　羊脂　羊尾子　葱　陳皮　生薑各切細。或下瓜哈孫——係山丹根。

右件，入料物、鹽、醬拌勻，用小油、米粉與麵，同和作皮。

◎撇列角兒

羊肉　羊脂　羊尾子　新韭各切細。

右件，入料物、鹽、醬拌勻，白麵作皮，鏊上炮熟，次用酥油、蜜，或以葫蘆、瓠子作餡亦可。

◎蒔蘿角兒

羊肉　羊脂　羊尾子　葱　陳皮　生薑各切細。

右件，入料物、鹽、醬拌勻，用白麵、蜜與小油拌入鍋內，滾水攪熟作皮。

◎天花包子或作蟹黄亦可。藤花包子一同。

羊肉　羊脂　羊尾子　葱　陳皮　生薑各切細。　天花滚水燙熟，洗净，切細。

右件，入料物、鹽、醬拌餡，白麵作薄皮，蒸。

◎荷蓮兜子

羊肉三脚子，切。　羊尾子二個，切。　鷄頭仁八兩。　松黄八兩。　八檐仁四兩。　蘑菰八兩。　杏泥一斤。　胡桃仁八兩。　必思荅仁四兩。　胭脂一兩。　梔子四錢。　小油二斤。　生薑八兩。　豆粉四斤。　山藥三斤。　鷄子三十個。　羊肚肺各二副。　苦腸一副。　葱四兩。　醋半瓶。　芫荽葉

右件，用鹽、醬、五味調和勻，豆粉作皮，入盞内蒸，用松黄汁澆食。

◎黑子兒燒餅

白麵五斤。　牛奶子二升。　酥油一斤。　黑子兒一兩，微炒。

右件，用鹽、減少許，同和麵作燒餅。

◎牛奶子燒餅

白麵五斤。　牛奶子二斤。　酥油一斤。　茴香一兩，微炒。

右件，用鹽、減少許，同和麵作燒餅。

◎䭔餅經捲兒一同。

白麵十斤。　小油一斤。　小椒一兩，炒去汗。　茴香一兩，炒。

右件，隔宿用酵子、鹽、減、温水，一同和麵。次日入麵接肥，再和成麵。每斤作二個，入籠内蒸。

◎頗兒必湯即羊辟膝骨。　主男女虚勞，寒中，羸瘦，陰氣不足。利血脉，益經氣。

頗兒必三四十個，水洗净。

右件，用水一鐵絡，同熬。四分中熬取一分，澄濾净，去油去滓，再凝定。如欲食，任意多少。

◎米哈訥關列孫　治五勞七傷，藏氣虚冷。常服補中益氣。

羊後脚一個去筋膜，切碎。

右件，用净鍋内乾熓熟。令蓋封閉，不透氣，後用净布絞紐取汁。

卷第二

諸般湯煎

◎桂漿　生津止渴，益氣和中，去濕逐飲。

生薑三斤，取汁。　熟水二斗。　赤茯苓三兩，去皮，爲末。　桂三兩，去皮，爲末。　麯末半斤。　杏仁一百個，湯洗，去皮、尖，生研爲泥。　大麥蘖半兩，爲末。　白沙蜜三斤，煉净。

右用前藥，蜜水拌和匀，入磁罐内，油紙封口數重，泥固濟，冰窖内放三日方熟。綿濾冰浸，暑月飲之。

◎桂沉漿　去濕逐飲，生津止渴，順氣。

紫蘇葉一兩，剉。　沉香三錢，剉。　烏梅一兩，取肉。　沙糖六兩。

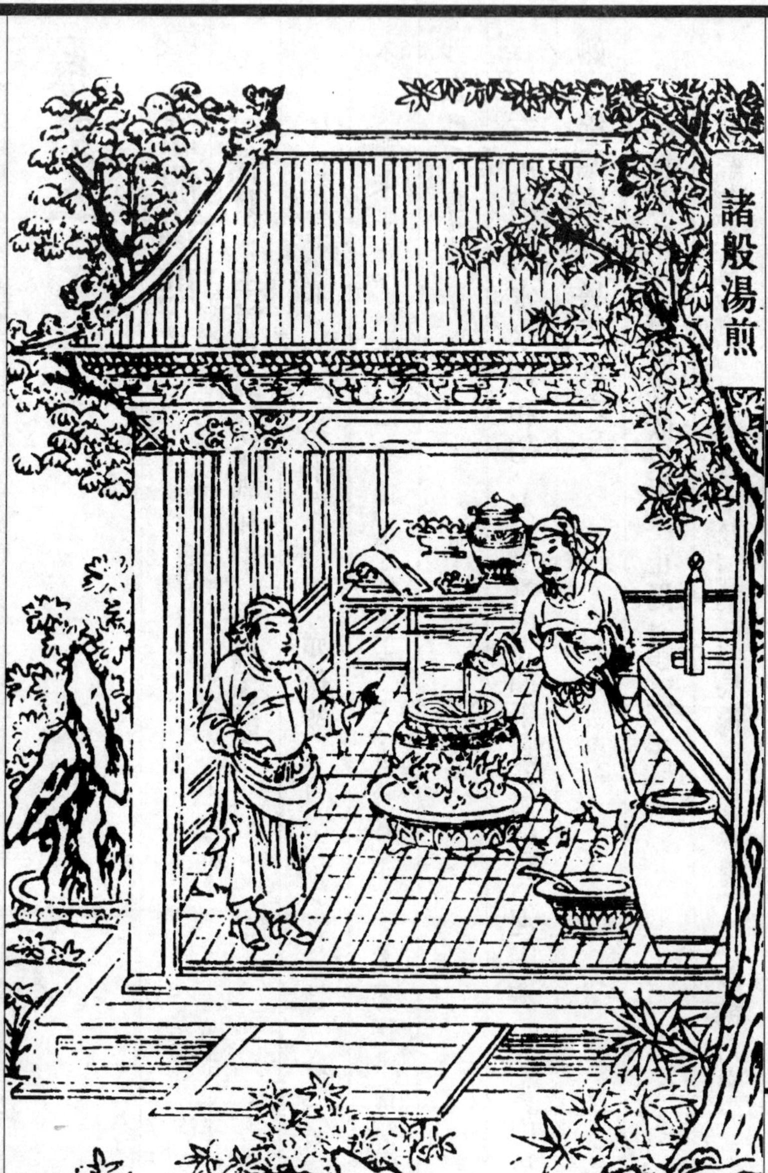
諸般湯煎

右件四味，用水五六碗，熬至三碗，濾去滓，入桂漿一升，合和作漿飲之。

◎荔枝膏　生津止渴，去煩。

烏梅半斤，取肉。　桂一十兩，去皮，剉。　沙糖二十六兩。　麝香半錢，研。　生薑汁五兩。　熟蜜一十四兩。

右用水一斗五升，熬至一半，濾去滓，下沙糖、生薑汁再熬，去滓，澄定少時，入麝香攪匀，澄清如常，任意服。

◎梅子丸　生津止渴，解化酒毒，去濕。

烏梅一兩半，取肉。　白梅一兩半，取肉。　乾木瓜一兩半。　紫蘇葉一兩半。　甘草一兩，炙。　檀香二錢。　麝香一錢，研。

右爲末，入麝香和匀，沙糖爲丸如彈大。每服一丸，噙化。

◎五味子湯代葡萄酒飲。　生津止渴，暖精益氣。

北五味一斤，净肉。　紫蘇葉六兩。　人參四兩，去蘆，剉。　沙糖二斤。

右件，用水二斗，熬至一斗，濾去滓，澄清，任意服之。

◎人參湯代酒飲。　順氣、開胸膈，止渴生津。

新羅參四兩，去蘆，剉。　橘皮一兩，去白。　紫蘇葉二兩。　沙糖一斤。

右件，用水二斗，熬至一斗，去滓，澄清，任意飲之。

◎仙术湯　去一切不正之氣，温脾胃，進飲食，辟瘟疫，除寒濕。

蒼术一斤，米泔浸三日，竹刀子切片，焙乾，爲末。　茴香二兩，炒，爲末。　甘草二兩，炒，爲末。　白麵一斤，炒。　乾棗二升，焙乾，爲末。　鹽四兩，炒。

右件，一同和匀。每日空心白湯點服。

◎杏霜湯　調順肺氣，利胸膈，治咳嗽。

粟米五升，炒，爲麵。　杏仁二升，去皮、尖，麸炒，研。　鹽三兩，炒。

右件拌匀。每日空心白湯調一錢，入酥少許尤佳。

◎山藥湯　補虚益氣，温中潤肺。

山藥一斤，煮熟。　粟米半升，炒，爲麵。　杏仁二斤，炒令過熟，去皮、尖，切如米。

右件，每日空心白湯調二錢，入酥油少許，山藥任意。

◎四和湯　治腹内冷痛，脾胃不和。

白麵一斤，炒。　芝麻一斤，炒。　茴香二兩，炒。　鹽一兩，炒。

右件，并爲末。每日空心白湯點服。

◎棗薑湯　和脾胃，進飲食。

生薑一斤，切作片。　棗三升，去核，炒。　甘草二兩，炒。　鹽二兩，炒。

右件爲末，一處拌匀。每日空心白湯點服。

◎茴香湯　治元藏虚弱，臍腹冷痛。

茴香一斤，炒。　川楝子半斤。　陳皮半斤，去白。　甘草四兩，炒。　鹽半斤，炒。

右件爲細末，相和勻。每日空心白湯點服。

◎破氣湯　治元藏虛弱，腹痛，胸膈閉悶。

杏仁一斤，去皮、尖，麩炒，別研。　茴香四兩，炒。　良薑一兩。　蓽澄茄二兩。　陳皮二兩，去白。　桂花半斤。　薑黄一兩。　木香一兩。　丁香一兩。　甘草半斤。　鹽半斤。

右件爲細末。空心白湯點服。

◎白梅湯　治中熱，五心煩燥，霍亂嘔吐，乾渴，津液不通。

白梅肉一斤。　白檀四兩。　甘草四兩。　鹽半斤。

右件爲細末。每服一錢，入生薑汁少許，白湯調下。

◎木瓜湯　治脚氣不仁，膝勞冷痹疼痛。

木瓜四個，蒸熟，去皮，研爛如泥。白沙蜜二斤，煉净。

右件二味，調和勻，入净磁器内盛之。空心白湯點服。

◎橘皮醒醒湯　治酒醉不解，嘔噫吞酸。

香橙皮一斤，去白。陳橘皮一斤，去白。檀香四兩。葛花半斤。緑豆花半斤。人參二兩，去蘆。白豆蔻仁二兩。鹽六兩，炒。

右件爲細末。每日空心白湯點服。

◎渴忒餅兒　生津止渴，治嗽。

渴忒一兩二錢。新羅參一兩，去蘆。菖蒲一錢，各爲細末。白納八三兩，研，係沙糖。

右件，將渴忒用葡萄酒化成膏，和上項藥末，令勻爲劑，印作餅。每用一餅，徐徐噙化。

◎官桂渴忒餅兒　生津，止寒嗽。

官桂二錢，爲末。　渴忒一兩二錢。　新羅參一兩二錢，去蘆，爲末。　白納八三兩，研。

右件，將渴忒用玫瑰水化成膏，和藥末爲劑，用訶子油印作餅子。每用一餅，徐徐噙化。

◎荅必納餅兒　清頭目，利咽膈，生津止渴，治嗽。

荅必納二錢爲末，即草龍膽。　新羅參一兩二錢，去蘆，爲末。　白納八五兩，研。

右件，用赤赤哈納即北地酸角兒。熬成膏，和藥末爲劑，印作餅兒。每用一餅，徐徐噙化。

◎橙香餅兒　寬中順氣，清利頭目。

新橙皮一兩，焙，去白。　沉香五錢。　白檀五錢。　縮砂五錢。　白豆蔻仁五錢。　華澄茄三錢。　南硼砂三錢，别研。　龍腦二錢，别研。　麝香二錢，别研。

右件爲細末，甘草膏和劑印餅。每用一餅，徐徐噙化。

◎牛髓膏子　補精髓，壯筋骨，和血氣，延年益壽。

黄精膏五兩。　地黄膏三兩。　天門冬膏一兩。　牛骨頭内取油二兩。

右件，將黄精膏、地黄膏、天門冬膏與牛骨油一同不住手用銀匙攪，令冷定和勻成膏。每日空心温酒調一匙頭。

◎木瓜煎

木瓜十個，去皮穰，取汁，熬水盡。　白沙糖十斤，煉净。

右件，一同再熬成煎。

◎香圓煎

香圓二十個，去皮取肉。　白沙糖十斤，煉净。

右件，一同再熬成煎。

◎株子煎

株子一百個，取净肉。　白沙糖五斤，煉净。

右件，同熬成煎。

◎紫蘇煎

紫蘇葉五斤。　乾木瓜五斤。　白沙糖十斤，煉净。

右件，一同熬成煎。

◎金橘煎

金橘五十個，去子取皮。　白沙糖三斤。

右件，一同熬成煎。

◎櫻桃煎

櫻桃五十斤，取汁。　**白沙糖**二十五斤。

同熬成煎。

◎**桃煎**

大桃一百個，去皮，切片取汁。　**白沙蜜**二十斤，煉净。

右件，一同熬成煎。

◎**石榴漿**

石榴子十斤，取汁。　**白沙糖**十斤，煉净。

右件，一同熬成煎。

◎**小石榴煎**

小石榴二斗，蒸熟去子，研爲泥。　**白沙蜜**十斤，煉净。

右件，一同熬成煎。

◎五味子舍兒別

新北五味十斤，去子，水浸取汁。　白沙糖八斤，煉净。

右件，一同熬成煎。

◎赤赤哈納係酸刺。

赤赤哈納不以多少，水浸取汁。

右件，用銀石器内熬成膏。

◎松子油

松子不以多少，去皮，搗研爲泥。

右件，水絞取汁熬成，取净清油綿濾净，再熬澄清。

◎杏子油

杏子不以多少，連皮搗碎。

右件，水煮熬，取浮油綿濾净，再熬成油。

◎酥油

牛乳中取净凝，熬而爲酥。

◎醍醐油

取上等酥油，約重千斤之上者，煎熬過濾净，用大磁瓮貯之，冬月取瓮中心不凍者，謂之醍醐。

◎馬思哥油

取净牛奶子不住手用阿赤係打油木器也。打取浮凝者爲馬思哥油。今亦云白酥油。

◎枸杞茶

枸杞五斗，水淘洗净，去浮麥，焙乾，用白布筒净去蒂萼、黑色，選揀紅熟者，先用雀舌茶展溲碾子，茶芽不用，次碾枸杞爲細末。每日空心用□匙頭，入酥油攪匀，温酒調下，白湯亦可。忌與酪同食。

◎玉磨茶

上等紫笋五十斤，篩筒净；蘇門炒米五十斤，篩筒净，一同拌和匀，入玉磨内，磨之成茶。

◎金字茶

係江南湖州造進末茶。

◎范殿帥茶

係江浙慶元路造進茶芽，味色絶勝諸茶。

◎紫笋雀舌茶

選新嫩芽蒸過，爲紫笋。有先春、次春、探春，味皆不及紫笋雀舌。

◎女須兒出直北地面，味温甘。西番茶出本土，味苦澀，煎用酥油。川茶　藤茶　夸茶皆出四川。燕尾茶出江浙、江西。孩兒茶出廣南。温桑茶出黑峪。

凡諸茶，味甘苦微寒，無毒。去痰熱，止渴，利小便，消食下氣，清神少睡。

◎清茶

先用水滚過，濾净，下茶芽，少時煎成。

◎炒茶

用鐵鍋燒赤，以馬思哥油、牛奶子、茶芽同炒成。

◎蘭膏

玉磨末茶三匙頭，麵、酥油同攪成膏，沸湯點之。

◎酥簽

金字末茶兩匙頭，入酥油同攪，沸湯點服。

◎建湯

玉磨末茶一匙，入碗内研匀，百沸湯點之。

◎香茶

白茶一袋。　龍腦成片者三錢。　百藥煎半錢。　麝香二錢。

同研細，用香粳米熬成粥，和成劑，印作餅。

諸水

◎玉泉水　甘平，無毒。治消渴、反胃、熱痢。今西山有玉泉水，甘美味勝諸泉。

◎井華水　甘平，無毒。主人九竅大驚出血，以水噀面即住。及洗人目瞖。投酒醋中，令人損敗，平旦汲者是也。今内府御用之水，常于鄒店取之。緣自至大初武宗皇帝幸柳林飛放，請皇太后同往觀焉。由是道經鄒店，因渴思茶，遂命普蘭奚國公金界奴朵兒只煎造。公親詣諸井選水，惟一井水，味頗清甘。汲取煎茶以進，上稱其茶味特异。内府常進之茶，味色兩絶。乃命國公丁井所建觀音堂，蓋亭井上，以欄翼之，刻石紀其事。自後御用之水，日必取焉。所造湯茶，比諸水殊勝，鄰左有井，皆不及也。此水煎熬過，澄瑩如一。常較其分兩，與别水增重。

神仙服食

◎鐵瓮先生瓊玉膏　此膏填精補髓，腸化爲筋，萬神具足，五藏盈溢，髓實血滿，髮白變黑，返老還童，行如奔馬。日進數服，終日不食亦不飢。開通强志，日誦萬言，神識高邁，夜無夢想。人年二十七歲以前，服此一料，可壽三百六十歲。四十五歲以前服者，可壽二百四十歲。六十三歲以前服者，可壽一百二十

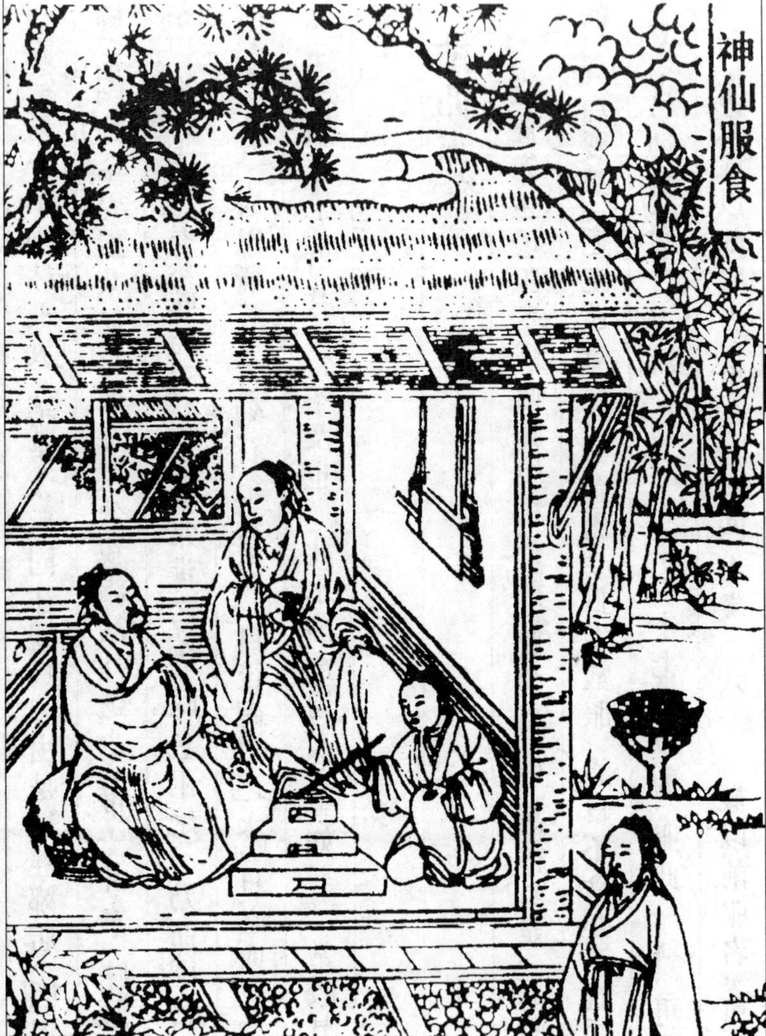
神仙服食

歲。六十四歲以上服者，可壽百歲。服之十劑，絶其欲，修陰功，成地仙矣。一料分五處，可救五人癱疾；分十處，可救十人勞疾。修合之時，沐浴至心，勿輕示人。

新羅參二十四兩，去蘆。生地黄一十六斤，汁。白茯苓四十九兩，去黑皮。白沙蜜一十斤，煉净。

右件，人參、茯苓爲細末，蜜用生絹濾過，地黄取自然汁，搗時不用銅鐵器，取汁盡，去滓，用藥一處拌和匀，入銀石器或好磁器内封，用净紙二三十重封閉，入湯内，以桑柴火煮三晝夜。取出，用蠟紙數重包瓶口，入井口去火毒一伏時。取出再入舊湯内煮一日，出水氣，取出開封，取三匙作三盞，祭天地百神，焚香設拜，至誠端心。每日空心，酒調一匙頭。

◎地仙煎　治腰膝疼痛，一切腹内冷病。令人顔色悦澤，骨髓堅固，行及奔馬。

山藥一斤。　杏仁一升，湯泡，去皮、尖。　生牛奶子二升。

右件，將杏仁研細，入牛奶子、山藥，拌絞取汁，用新磁瓶密封，湯煮一日。每日空心，酒調一匙頭。

◎金髓煎　延年益壽，填精補髓，久服髮白變黑，返老還童。

枸杞不以多少，采紅熟者。

右用無灰酒浸之，冬六日，夏三日，于沙盆内研令爛細，然後以布袋絞取汁，與前浸酒一同慢火熬成膏，于净磁器内封貯。重湯煮之。每服一匙頭，入酥油少許，温酒調下。

◎天門冬膏　去積聚，風痰，癲疾，三蟲，伏尸，除瘟疫。輕身，益氣，令人不飢，延年不老。

天門冬不以多少，去皮，去根、鬚，洗净。

右件搗碎，布絞取汁，澄清濾過，用磁器、沙鍋或銀器，慢火熬成膏。每服一匙頭，空心温酒調下。

◎服天門冬　《道書八帝經》：欲不畏寒，取天門冬、茯苓爲末服之。每日頓服，大寒時汗出，單衣。《抱朴子》云：杜紫微服天門冬，御八十妾，有子一百四十人，日行三百里。《列仙子》云：赤松子食天門冬，齒落更生，細髮復出。《神仙傳》：甘始者，太原人。服天門冬，在人間三百年。《修真秘旨》：神仙服天門冬，一百日後怡泰和顔，羸劣者强。三百日，身輕。三年，身走如飛。

◎服地黄　《抱朴子》云：楚文子服地黄八年，夜視有光，手上車弩。

◎服蒼术　《抱朴子》云：南陽文氏，值亂逃于壺山，飢困，有人教之食术，遂不飢。數年乃還鄉里，顏色更少，氣力轉勝。《藥經》云：心欲長生，當服山精。是蒼术也。

◎服茯苓　《抱朴子》云：任季子服茯苓一十八年，玉女從之，能隱彰，不食穀，面生光。孫真人《枕中記》：茯苓久服，百日百病除。二百日，夜晝二服後，役使鬼神。四年後，玉女來侍。

◎服遠志　《抱朴子》云：陵陽仲子服遠志二十年，有子三十人，開書所見，便記不忘。

◎服五加皮酒　東華真人《煮石經》：舜常登蒼梧山，曰厥金玉香草，即五加也，服之延年。故云：寧得一把五加，不用金玉滿車；寧得一斤地榆，安用明月寶珠。昔魯定公母，單服五加皮酒，以致長生。如張子聲、楊始建、王叔才、于世彦等，皆古人服五加皮酒而房室不絶，皆壽三百歲，有子三二十人。世世有服五加皮酒而獲年壽者甚衆。

◎服桂 《抱朴子》云：趙他子服桂二十年，足下毛生，日行五百里，力舉千斤。

◎服松子 《列仙傳》：偓佺食松子，能飛行健，走如奔馬。《神仙傳》：松子不以多少，研爲膏，空心温酒調下一匙頭，日三服則不飢渴。久服日行五百里，身輕體健。

◎服松節酒 《神仙傳》：治百節疼痛，久風虚，脚痺痛。松節釀酒，服之神驗。

◎服槐實 《神仙傳》：槐實于牛膽中漬浸百日，陰乾。每日吞一枚，十日身輕，二十日白髮再黑，百日通神。

◎服枸杞　《食療》云：枸杞葉能令人筋骨壯，除風補益，去虛勞，益陽事。春夏秋采葉，冬采子，可久食之。

◎服蓮花　《太清》諸本草：七月七日采蓮花七分，八月八日采蓮根八分，九月九日采蓮子九分，陰乾食之，令人不老。

◎服栗子　《食療》云：如腎氣虛弱，取生栗子不以多少，令風乾之。每日空心細嚼之三五個，徐徐咽之。

◎服黄精　神仙服黄精成地仙：昔臨川有士人虐其婢，婢乃逃入山中。久之，見野草枝葉可愛，即拔取食之，甚美。自是常食之，久而不飢，遂輕健。夜息大木下，聞草動，以爲虎，懼而上木避之。及曉下平地，其身豁然，凌空而去，或自一峰之頂，若飛鳥焉。數歲，其家采薪見之，告其主，使捕之，不得。一日，遇絶壁下，以網三面圍之，俄而騰上山頂。其主异之。或曰：此婢安有仙風道骨？不過靈藥服食。遂以酒饌五味香美，置往來之路，觀其食否，果來食之，遂不能遠去，擒之。問以述其故，所指食之草，即黄精也。謹按：黄精寬中益氣，補五藏，調良肌肉，充實骨髓，堅强筋骨，延年不老，顔色鮮明，髮白再黑，齒落更生。

◎神枕法　漢武帝東巡泰山下，見老翁鋤于道，背上有白光高數尺。帝怪而問之：有道術否？老翁對曰：臣昔年八十五時，衰老垂死，頭白齒落，有道士者，教臣服棗，飲水，絶穀，并作神枕法。中有三十二物：内二十四物善，以當二十四氣；其八物毒，以應八風。臣行轉少，黑髮更生，墮齒復出，日行三百里。臣今年一百八十矣，不能弃世入山，顧戀子孫，復還食穀，又已二十餘年，猶得神枕之力，往不復老。武帝視老翁，顔壯當如五十許人，驗問其鄰人，皆云信然。帝乃從授其方作枕，而不能隨其絶穀、飲水也。

神枕方：用五月五日，七月七日，取出林柏以爲枕。長一尺二寸，高四寸，空中容一斗二升，以柏心赤者爲蓋，厚二分，蓋致之令密，又使開閉也。又鑽蓋上爲三行，每行四十九孔，凡一百四十七孔，令容粟大。用下項藥：芎藭、當歸、白芷、辛荑、杜衡、白朮、藁本、木蘭、蜀椒、桂、乾薑、防風、人參、桔梗、白薇、荊實、肉蓯蓉、飛廉、柏實、薏苡仁、款冬花、白衡、秦椒、麋蕪，凡二十四物，以應二十四氣；烏頭、附子、藜蘆、皂角、䒚草、礬石、半夏、細辛，八物毒者，以應八風。

右三十二物各一兩，皆㕮咀。以毒藥上安之，滿枕中，用囊以衣枕。百日而有光澤，一年體中無疾，一一皆愈而身盡香。四年白髮變黑，齒落重生，耳目聰明。神方驗秘，不傳非人也。武帝以問東方朔，答云：昔女廉以此傳玉青，玉青以傳廣成子，廣成子以傳黃帝。近者穀城道士淳于公枕此藥，枕百餘歲而頭髮不白。夫病之來皆從陽脉起，今枕藥枕，風邪不得侵入矣。又雖以布囊衣枕，猶當復以幃囊重包之，須欲卧時乃脱去之耳。詔賜老翁疋帛，老翁不受，曰：臣之于君，猶子之于父也。子知道以上之于父，義不受賞。又臣非賣道者，以陛下好善，故進此耳。帝止而更賜諸藥。

◎服菖蒲《神仙服食》：菖蒲尋九節者，窨乾百日，爲末，日三服。久服聰明耳目，延年益壽。《抱朴子》云：韓聚服菖蒲十三年，身上生毛，日誦萬言，冬袒不寒。須得石上生者，一寸九節，紫花尤善。

◎服胡麻《神仙服食》：胡麻，食之能除一切痼疾，久服長生，肥健人，延年不老。

◎服五味《抱朴子》：服五味十六年，面色如玉，入火不灼，入水不濡。

◎服藕實《食醫心鏡》：藕實，味甘平，無毒。補中養氣，清神，除百病。

久服令人止渴悦澤。

◎服蓮子蓮蕊。《日華子》云：蓮子并石蓮去心，久食令人心喜，益氣、止渴。治腰痛，泄精，瀉痢。《日華子》云：蓮花蕊，久服鎮心益色，駐顔輕身。

◎服何首烏《日華子》云：何首烏，味甘，無毒，久服壯筋骨，益精髓，黑髭鬢，令人有子。

四時所宜

春三月，此謂發陳。天地俱生，萬物以榮，夜卧早起，廣步于庭，被髮緩行，以使志生，生而勿殺，予而勿奪，賞而勿罰，此春氣之應，養生之道也。逆之則傷肝，夏爲寒變，奉長者少。

春氣温，宜食麥，以凉之，不可一于温也。禁温飲食及熱衣服。

夏三月，此謂蕃秀。天地氣交，萬物華實，夜卧早起，無厭于日，使志無怒，使華英成秀，使氣得泄，若所愛在外，此夏氣之應，養長之道也。逆之則傷心，秋爲痎瘧，奉收者少，冬至重病。

夏氣熱，宜食菽，以寒之，不可一于熱也。禁温飲食，飽食，濕地，濡衣服。

秋三月，此謂容平。天氣以急，地氣以明，早卧早起，與鷄俱興，使志安寧，以緩秋刑，收斂神氣，使秋氣平，無外其志，使肺氣清，此秋氣之應，養收之道也。逆之則傷肺，冬爲飧泄，奉藏者少。

秋氣燥，宜食麻，以潤其燥。禁寒飲食，寒衣服。

冬三月，此謂閉藏。水冰地坼，無擾乎陽，早卧晚起，必待日光，使志若伏若匿，若有私意，若己有得，去寒就温，無泄皮膚，使氣亟奪，此冬氣之應，養藏之道也。逆之則傷腎，春爲痿厥，奉生者少。

冬氣寒，宜食黍，以熱性治其寒。禁熱飲食，温炙衣服。

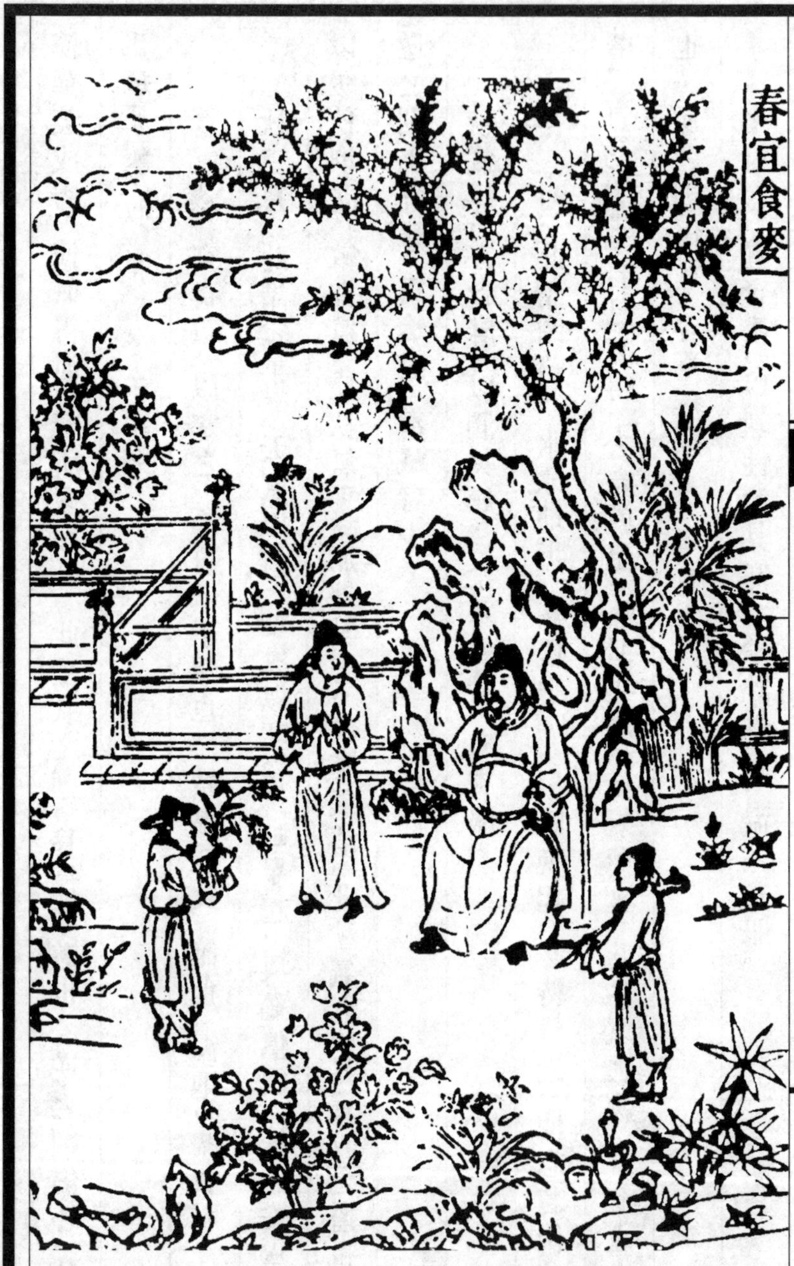
春宜食麥

夏宜食菉荳

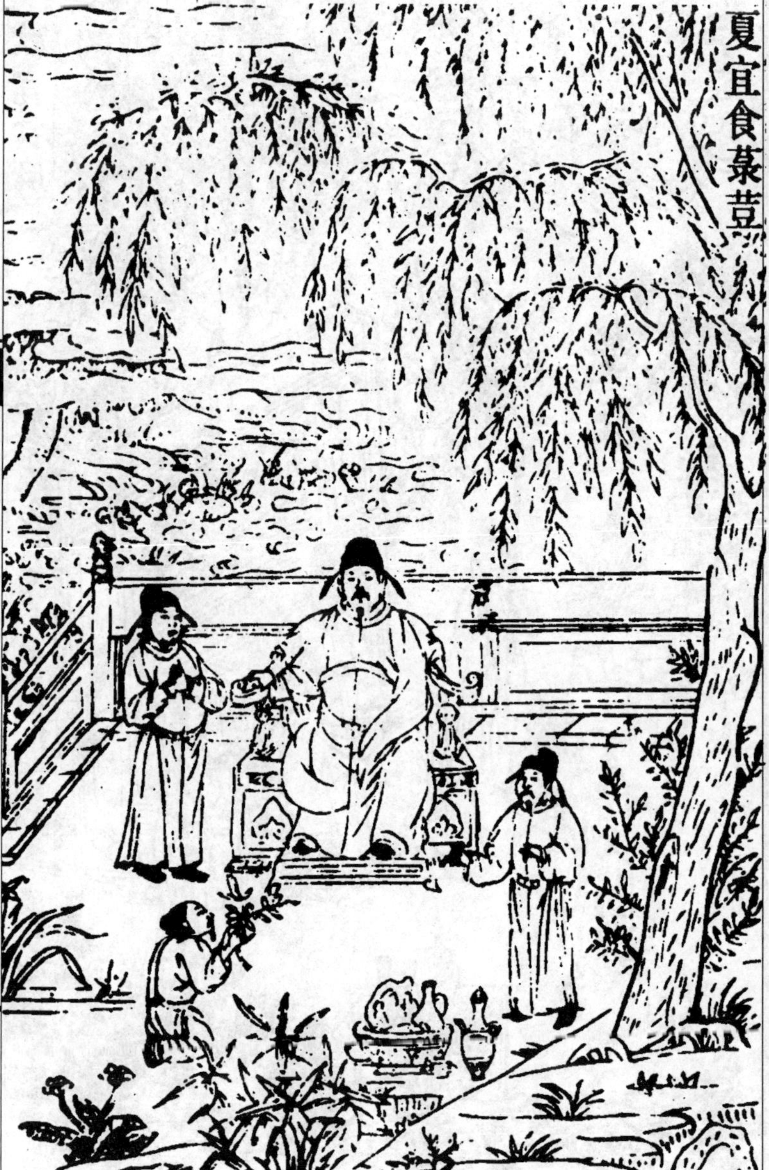

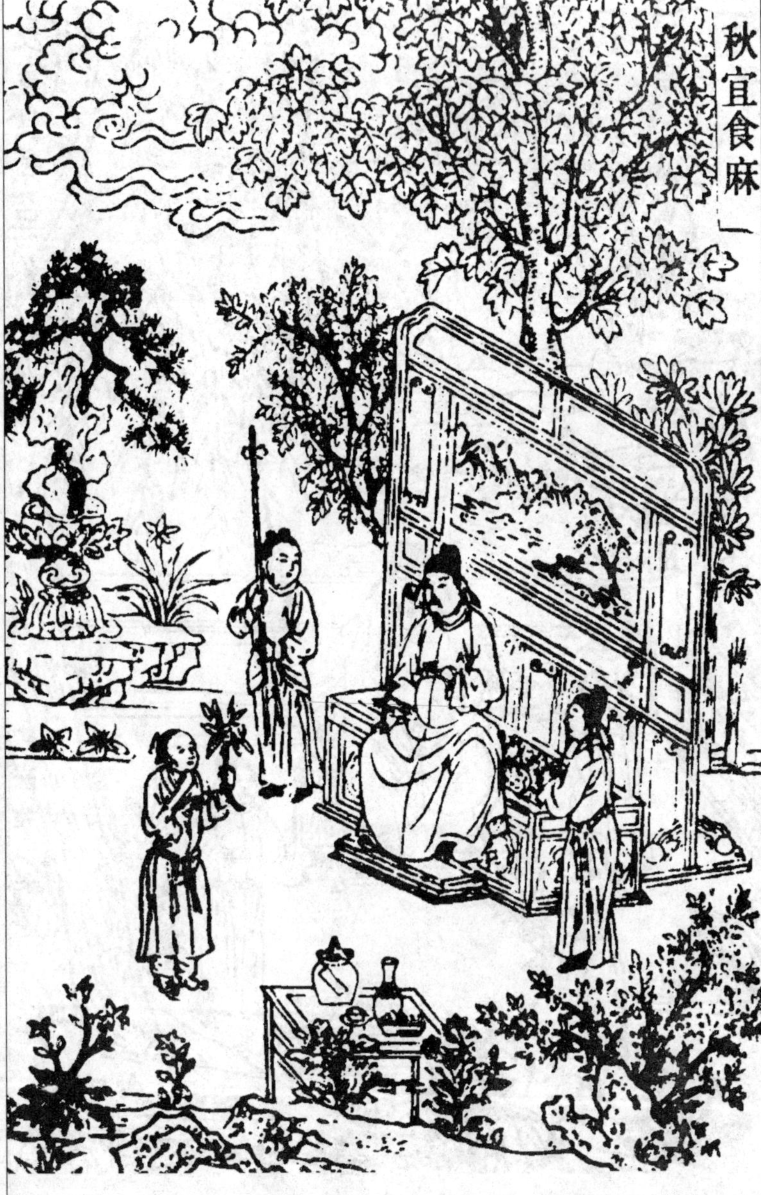
秋宜食麻

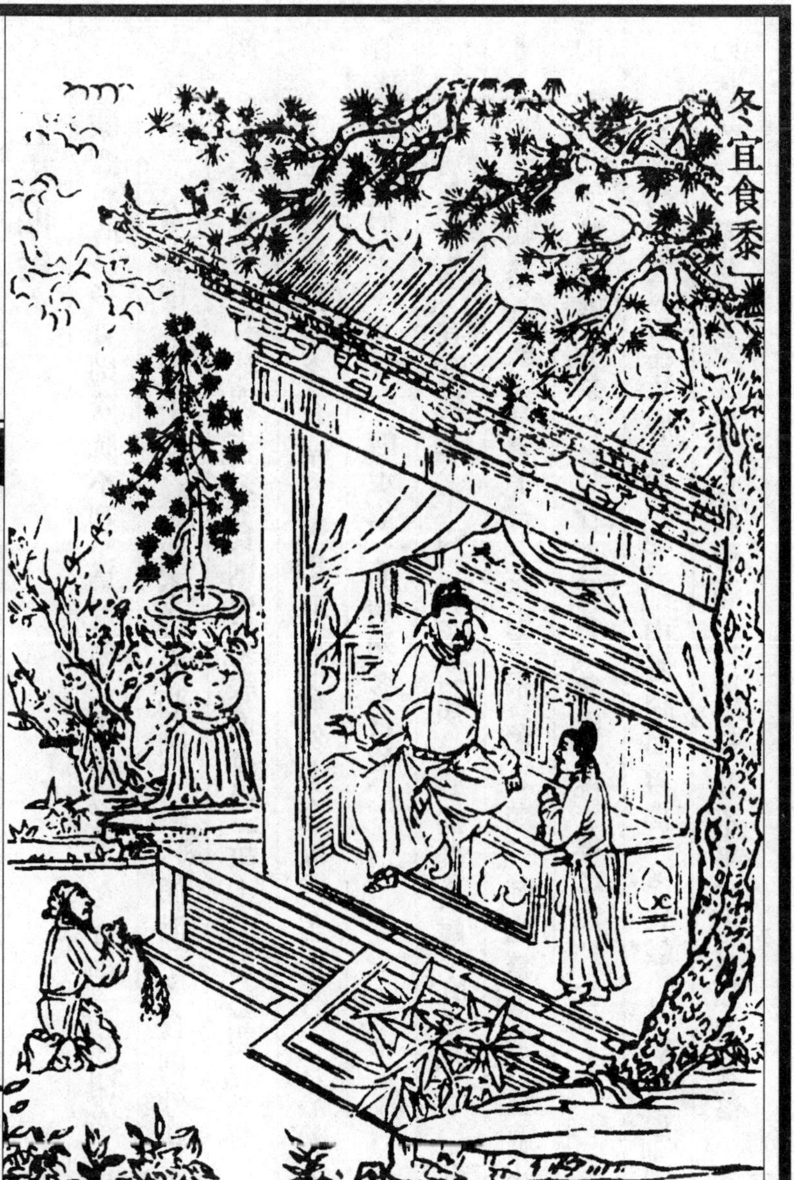
冬宜食黍

五味偏走

酸澀以收，多食則膀胱不利，爲癃閉。苦燥以堅，多食則三焦閉塞，爲嘔吐。辛味薰蒸，多食則上走于肺，榮衛不時而心洞。鹹味涌泄，多食則外注于脉，胃竭，咽燥而病渴。甘味弱劣，多食則胃柔緩而蟲過，故中滿而心悶。

辛走氣，氣病勿多食辛。鹹走血，血病勿多食鹹。苦走骨，骨病勿多食苦。甘走肉，肉病勿多食甘。酸走筋，筋病勿多食酸。

肝病禁食辛，宜食粳米、牛肉、葵菜之類。心病禁食鹹，宜食小豆、犬肉、李、韭之類。脾病禁食酸，宜食大豆、豕肉、栗、藿之類。肺病禁食苦，宜食小麥、羊肉、杏、薤之類。腎病禁食甘，宜食黄黍、鷄肉、桃、葱之類。

多食酸，肝氣以津，脾氣乃絶，則肉胝䐢而唇揭。多食鹹，骨氣勞短，肥氣折，則脉凝泣而變色。多食甘，心氣喘滿，色黑，腎氣不平，則骨痛而髮落。多食苦，

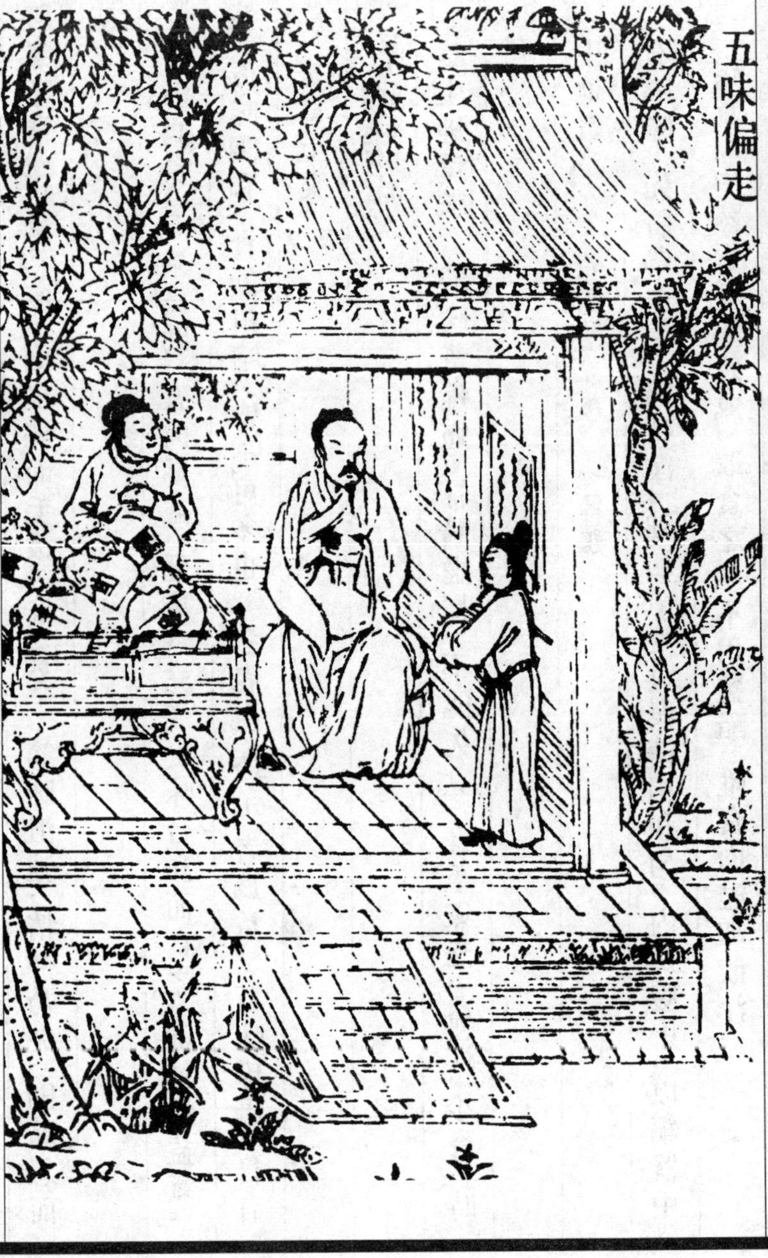
五味偏走

則脾氣不濡，胃氣乃厚，則皮槁而毛拔。多食辛，筋脉沮弛，精神乃央，則筋急而爪枯。

五穀爲食，五果爲助，五肉爲益，五菜爲充。氣味合和而食之，則補精益氣。雖然，五味調和，食飲口嗜，皆不可多也。多者生疾，少者爲益。百味珍饌，日有慎節，是爲上矣。

食療諸病

◎生地黄鷄　治腰背疼痛，骨髓虚損，不能久立，身重氣乏，盗汗，少食，時復吐利。

生地黄半斤。　飴糖五兩。　烏鷄一枚。

右三味，先將鷄去毛、腸肚净，細切；地黄與糖相和勻，内鷄腹中，以銅器中放之，復置甑中蒸炊。飯熟成，取食之。不用鹽醋，唯食肉盡却飲汁。

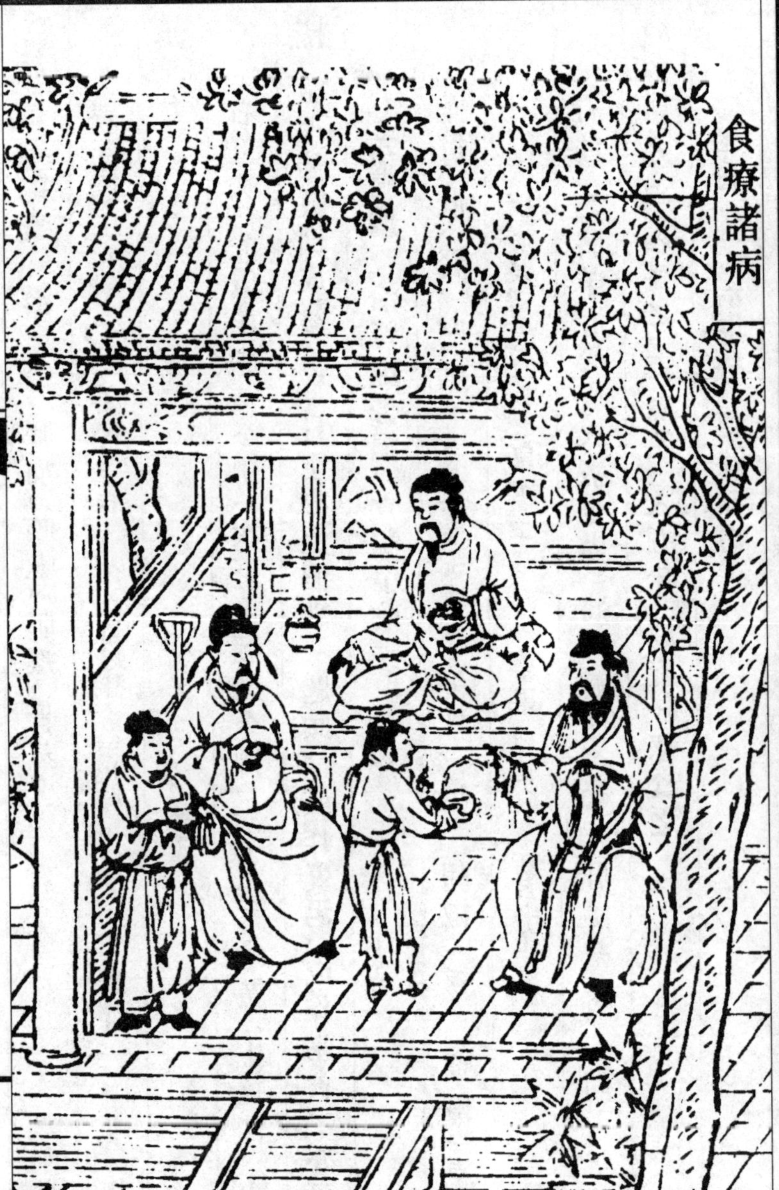
食療諸病

◎羊蜜膏　治虛勞，腰痛，咳嗽，肺痿，骨蒸。

熟羊脂五兩。　熟羊髓五兩。　白沙蜜五兩，煉净。　生薑汁一合。　生地黄汁五合。

右五味，先以羊脂煎令沸，次下羊髓又令沸，次下蜜、地黄、生薑汁，不住手攪，微火熬數沸成膏。每日空心温酒調一匙頭。或作羹湯，或作粥食之亦可。

◎羊藏羹　治腎虛勞損，骨髓傷敗。

羊肝、肚、腎、心、肺各一具，湯洗净。　牛酥一兩。　胡椒一兩。　蓽撥一兩。　豉一合。　陳皮二錢，去白。　良薑二錢。　草果兩個。　葱五莖。

右件，先將羊肝等慢火煮令熟，將汁濾净。和羊肝等并藥，一同入羊肚内，縫合口，令絹袋盛之，再煮熟，入五味，旋旋任意食之。

◎羊骨粥　治虛勞，腰膝無力。

羊骨一副，全者，捶碎。　陳皮二錢，去白。　良薑二錢。　草果二個。　生薑一兩。　鹽少許。

右水三斗，慢火熬成汁，濾出澄清，如常作粥，或作羹湯亦可。

◎羊脊骨粥　治下元久虚，腰腎傷敗。

羊脊骨一具，全者，捶碎。　肉蓯蓉一兩，洗，切作片。　草果三個。　華撥二錢。

右件，水熬成汁，濾去滓，入葱白、五味，作麵羹食之。

◎白羊腎羹　治虚勞，陽道衰敗，腰膝無力。

白羊腎二具，切作片。　肉蓯蓉一兩，酒浸，切。　羊脂四兩，切作片。　胡椒二錢。　陳皮一錢，去白。　華撥二錢。　草果二錢。

右件相和，入葱白、鹽、醬，煮作湯，入麵餜子，如常作羹食之。

◎猪腎粥　治腎虚勞損，腰膝無力，疼痛。

猪腎一對，去脂膜，切。　粳米三合。　草果二錢。　陳皮一錢，去白。　縮砂二錢。

右件，先將猪腎、陳皮等煮成汁，濾去滓，入酒少許，次下米成粥，空心食之。

◎枸杞羊腎粥　治陽氣衰敗，腰脚疼痛，五勞七傷。

枸杞葉一斤。　羊腎一對，細切。　葱白一莖。　羊肉半斤，炒。

右四味拌勻，入五味，煮成汁，下米熬成粥，空腹食之。

◎鹿腎羹　治腎虚耳聾。

鹿腎一對，去脂膜，切。

右件于豆豉中，入粳米三合，煮粥或作羹，入五味，空心食之。

◎羊肉羹　治腎虚衰弱，腰脚無力。

羊肉半斤，細切。　蘿蔔一個，切作片。　草果一錢。　陳皮一錢，去白。　良薑一錢。　蓽撥一錢。　胡椒一錢。　葱白三莖。

右件，水熬成汁，入鹽、醬熬湯，下麵餵子，作羹食之。將湯澄清，作粥食之亦可。

◎鹿蹄湯　治諸風、虚，腰脚疼痛，不能踐地。

鹿蹄四隻。　陳皮二錢。　草果二錢。

右件，煮令爛熟，取肉，入五味，空腹食之。

◎鹿角酒　治卒患腰痛，暫轉不得。

鹿角新者，長二三寸，燒令赤。

右件，内酒中浸二宿，空心飲之立效。

◎黑牛髓煎　治腎虚弱，骨傷敗，瘦弱無力。

黑牛髓半斤。　生地黄汁半斤。　白沙蜜半斤，煉去蠟。

右三味和匀，煎成膏，空心酒調服之。

◎狐肉湯　治虚弱，五藏邪氣。

狐肉五斤，湯洗净。　草果五個。　縮砂二錢。　葱一握。　陳皮一錢，去白。　良薑二錢。　哈昔泥一錢，即阿魏。

右件，水一斗，煮熟，去草果等，次下胡椒二錢，薑黄一錢，醋、五味，調和匀，空心食之。

◎烏鷄湯　治虚弱，勞傷，心腹邪氣。

烏雄鷄一隻，撏洗净，切作塊子。　陳皮一錢，去白。　良薑一錢。　胡椒二錢。　草果二個。

右件，以葱、醋、醬相和，入瓶内，封口，令煮熟，空腹食。

◎醍醐酒　治虚弱，去風濕。

醍醐一盞。

右件，以酒一杯和勻，温飲之，效驗。

◎山藥飥　治諸虚，五勞七傷，心腹冷痛，骨髓傷敗。

羊骨七五塊，帶肉。　蘿蔔一枚，切作大片。　葱白一莖。　草果五個。　陳皮一錢，去白。　良薑一錢。　胡椒二錢。　縮砂二錢。　山藥二斤。

右件同煮，取汁澄清，濾去滓，麵二斤，山藥二斤，煮熟，研泥，溲麵作飥，入五味，空腹食之。

◎山藥粥　治虚勞，骨蒸，久冷。

羊肉一斤，去脂膜，爛煮熟，研泥。　山藥一斤，煮熟，研泥。

右件，肉湯内下米三合，煮粥，空腹食之。

◎酸棗粥　治虚勞，心煩，不得睡卧。

酸棗仁一碗。

右用水，絞取汁，下米三合煮粥，空腹食之。

◎生地黄粥　治虚弱骨蒸，四肢無力，漸漸羸瘦，心煩不得睡卧。

生地黄汁一合。　酸棗仁二兩，水絞，取汁二盞。

右件，水煮同熬數沸，次下米三合煮粥，空腹食之。

◎椒麵羹　治脾胃虚弱，久患冷氣，心腹結痛，嘔吐不能下食。

川椒三錢，炒，爲末。　白麵四兩。

右件同和勻，入鹽少許，于豆豉作麵條，煮羹食之。

◎蓽撥粥　治脾胃虚弱，心腹冷氣疞痛，妨悶不能食。

蓽撥一兩。　胡椒一兩。　桂五錢。

右三味爲末。每用三錢，水三大碗，入豉半合，同煮令熟，去滓，下米三合作粥，空腹食之。

◎良薑粥　治心腹冷痛，積聚，停飲。

高良薑半兩，爲末。　粳米三合。

右件，水三大碗，煎高良薑至二碗，去滓，下米煮粥，食之效驗。

◎吴茱萸粥　治心腹冷氣衝脅肋痛。

吴茱萸半兩，水洗，去涎，焙乾，炒，爲末。

右件，以米三合，一同作粥，空腹食之。

◎牛肉脯　治脾胃久冷，不思飲食。

牛肉五斤，去脂膜，切作大片。　胡椒五錢。　華撥五錢。　陳皮二錢，去白。　草果二錢。　縮砂二錢。　良薑二錢。

右件爲細末，生薑汁五合，葱汁一合，鹽四兩，同肉拌匀，淹二日，取出焙乾，作脯，任意食之。

◎蓮子粥　治心志不寧。補中强志，聰明耳目。

蓮子一升，去心。

右件煮熟，研如泥，與粳米三合，作粥，空腹食之。

◎鷄頭粥　治精氣不足，强志，明耳目。

鷄頭實三合。

右件煮熟，研如泥，與粳米一合，煮粥食之。

◎鷄頭粉羹　治濕痺，腰膝痛。除暴疾，益精氣，强心志，耳目聰明。

鷄頭磨成粉。　羊脊骨一副，帶肉，熬取汁。

右件，用生薑汁一合，入五味調和，空心食之。

◎桃仁粥　治心腹痛，上氣咳嗽，胸膈妨滿，喘急。

桃仁三兩，湯煮熟，去尖、皮，研。

右件取汁，和粳米同煮粥，空腹食之。

◎生地黄粥　治虚勞，瘦弱，骨蒸，寒熱往來，咳嗽唾血。

生地黄汁二合。

右件，煮白粥，臨熟時入地黄汁，攪匀，空腹食之。

◎鯽魚羹　治脾胃虚弱，泄痢，久不瘥者，食之立效。

大鯽魚二斤。　大蒜兩塊。　胡椒二錢。　小椒二錢。　陳皮二錢。　縮砂二錢。　蓽撥二錢。

右件，葱、醬、鹽、料物、蒜，入魚肚内，煎熟作羹，五味調和令匀，空心食之。

◎炒黄麵　治泄痢，腸胃不固。

白麵一斤，炒令焦黄。

右件，每日空心温水調一匙頭。

◎乳餅麵　治脾胃虚弱，赤白泄痢。

乳餅一個，切作豆子樣。

右件，用麵拌煮熟，空腹食之。

◎炙黄鷄　治脾胃虚弱，下痢。

黄雌鷄一隻，撏净。

右以鹽、醬、醋、茴香、小椒末同拌匀，刷鷄上，令炭火炙乾焦，空腹食之。

◎牛奶子煎蓽撥法　貞觀中，太宗苦于痢疾，衆醫不效，問左右能治愈者，當重賞。時有術士進此方，用牛奶子煎蓽撥，服之立瘥。

◎猯肉羹　治水腫，浮氣，腹脹，小便澀少。

猯肉一斤，細切。　葱一握。　草果三個。

右件，用小椒、豆豉，同煮爛熟，入粳米一合作羹，五味調勻，空腹食之。

◎黄雌鷄　治腹中水癖，水腫。

黄雌鷄一隻，撏净。　草果二錢。　赤小豆一升。

右件，同煮熟，空心食之。

◎青鴨羹　治十種水病不瘥。

青頭鴨一隻，退净。　草果五個。

右件，用赤小豆半升，入鴨腹内煮熟，五味調，空心食。

◎蘿蔔粥　治消渴，舌焦，口乾，小便數。

大蘿蔔五個，煮熟，絞取汁。

右件，用粳米三合，同水并汁，煮粥食之。

◎野鷄羹　治消渴，口乾，小便頻數。

野鷄一隻，撏净。

右入五味，如常法作羹臛食之。

◎鵓鴿羹　治消渴，飲水無度。

白鵓鴿一隻，切作大片。

右件，用土蘇一同煮熟，空腹食之。

◎鷄子黄　治小便不通。

鷄子黄一枚，生用。

右件，服之不過三服，熟亦可食。

◎葵菜羹　治小便癃閉不通。

葵菜葉不以多少，洗擇净。

右煮作羹，入五味，空腹食之。

◎鯉魚湯　治消渴，水腫，黄疸，脚氣。

大鯉魚一頭。　赤小豆一合。　陳皮二錢，去白。　小椒二錢。　草果二錢。

右件，入五味，調和匀，煮熟，空腹食之。

◎馬齒菜粥　治脚氣，頭面水腫，心腹脹滿，小便淋澀。

馬齒菜洗净，取汁。

右件，和粳米同煮粥，空腹食之。

◎小麥粥　治消渴，口乾。

小麥淘净，不以多少。

右以煮粥，或炊作飯，空腹食之。

◎驢頭羹　治中風頭眩，手足無力，筋骨煩痛，言語蹇澀。

烏驢頭一枚，撏洗净。　胡椒二錢。　草果二錢。

右件，煮令爛熟，入豆豉汁中，五味調和，空腹食之。

◎驢肉湯　治風狂，憂愁不樂，安心氣。

烏驢肉不以多少，切。

右件，于豆豉中，爛煮熟，入五味，空心食之。

◎狐肉羹　治驚風，癲癎，神情恍惚，言語錯謬，歌笑無度。

狐肉不以多少及五藏。

右件，如常法入五味，煮令爛熟，空心食之。

◎熊肉羹　治諸風，脚氣，痺痛不仁，五緩筋急。

熊肉一斤。

右件，于豆豉中入五味、葱、醬，煮熟，空腹食之。

◎烏鷄酒　治中風，背强，舌直不得語，目睛不轉，煩熱。

烏雌鷄一隻，撏洗净，去腸肚。

右件，以酒五升煮，取酒二升，去滓。分作三服，相繼服之。汁盡，無時熬葱白、生薑粥投之，蓋覆取汁。

◎羊肚羹　治諸中風。

羊肚一枚，洗净。　粳米二合。　葱白數莖。　豉半合。　蜀椒去目、閉口者，炒出汗，三十粒。　生薑二錢半，細切。

右六味拌匀，入羊肚内爛煮熟，五味調和，空心食之。

◎葛粉羹　治中風，心脾風熱，言語蹇澀，精神昏憒，手足不遂。

葛根半斤，擣，取粉四兩。　荆芥穗一兩。　豉三合。

右三味，先以水煮荆芥、豉，六七沸，去滓，取汁，次將葛粉作索麵，于汁中煮熟，空腹食之。

◎荊芥粥　治中風，言語蹇澀，精神昏憒，口面喎斜。

荊芥穗一兩。　薄荷葉一兩。　豉三合。　白粟米三合。

右件，以水四升，煮取三升，去滓，下米煮粥，空腹食之。

◎麻子粥　治中風，五藏風熱，語言蹇澀，手足不遂，大腸滯澀。

冬麻子二兩，炒，去皮，研。　白粟米三合。　薄荷葉一兩。　荊芥穗一兩。

右件，水三升，煮薄荷、荊芥，去滓，取汁，入麻子仁同煮粥，空腹食之。

◎惡實菜即牛蒡子，又名鼠粘子。　治中風，燥熱，口乾，手足不遂及皮膚熱瘡。

惡實菜葉肥嫩者。　酥油

右件，以湯煮惡實葉三五升，取出，以新水淘過，布絞取汁，入五味，酥點食之。

◎烏驢皮湯　治中風，手足不遂，骨節煩疼，心燥，口眼面目喎斜。

烏驢皮一張，撏洗净。

右件，蒸熟，細切如條，于豉汁中入五味，調和匀，煮過，空心食之。

◎羊頭膾 治中風，頭眩，羸瘦，手足無力。

白羊頭一枚，撏洗净。

右件，蒸令爛熟，細切，以五味汁調和膾，空腹食之。

◎野猪臛 治久痔野鷄病，下血不止，肛門腫滿。

野猪肉二斤，細切。

右件，煮令爛熟，入五味，空心食之。

◎獺肝羹 治久痔下血不止。

獺肝一副。

右件，煮熟，入五味，空腹食之。

◎鯽魚羹　治久痔，腸風，大便常有血。

大鯽魚一頭，新鮮者，洗净，切作片。　小椒二錢，爲末。　草果一錢，爲末。

右件，用葱三莖，煮熟，入五味，空腹食之。

服藥食忌

但服藥不可多食生芫荽及蒜，雜生菜、諸滑物、肥猪肉、犬肉、油膩物、魚膾腥膻等物。及忌見喪尸、産婦、淹穢之事，又不可食陳臭之物。

有术勿食桃、李、雀肉、胡荽、蒜、青魚等物。有黎蘆勿食猩肉。有巴豆勿食蘆笋及野猪肉。有黄連、桔梗，勿食猪肉。有地黄勿食蕪荑。有半夏、菖蒲，勿食飴糖及羊肉。有細辛勿食生菜。有甘草勿食菘菜、海藻。有牡丹勿食生胡荽。有商陸勿食犬肉。有常山勿食生葱、生菜。有空青、朱砂，勿食血。凡服藥通忌食血。有茯苓勿食醋。有鱉甲勿食莧菜。有天門冬勿食鯉魚。

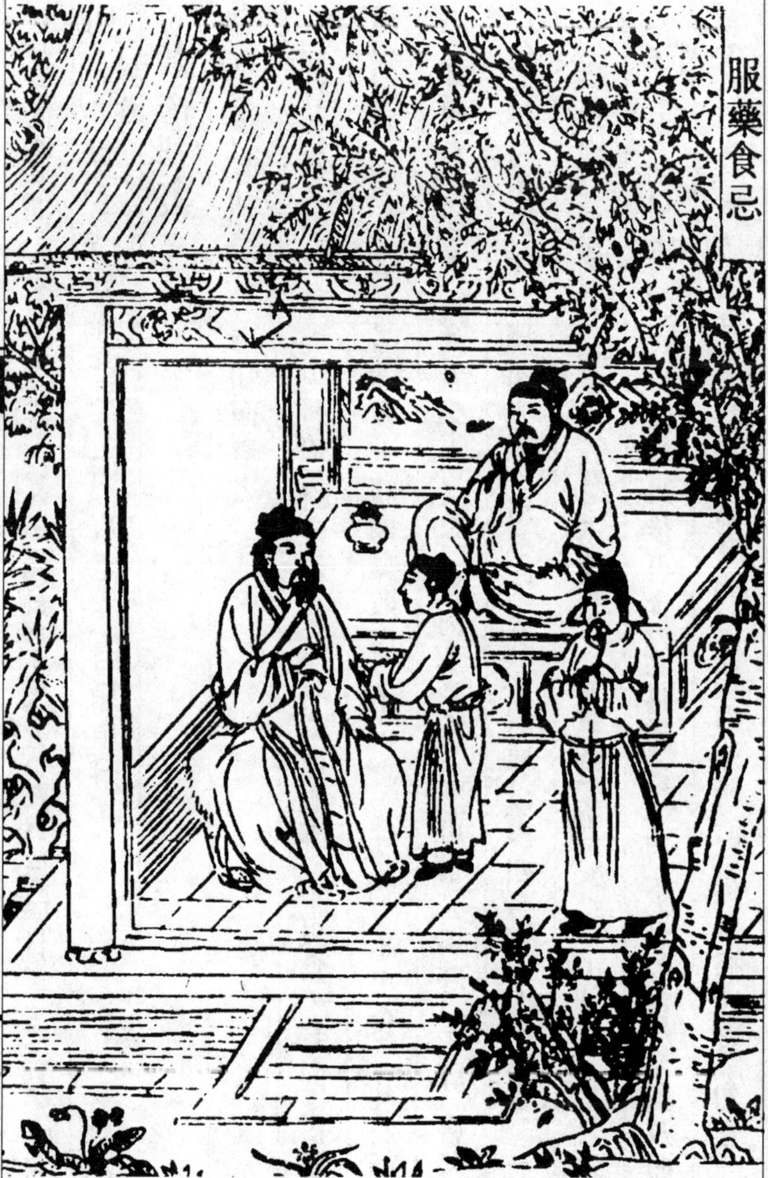
服藥食忌

凡久服藥通忌：未不服藥，又忌滿日。正、五、九月忌巳日。二、六、十月忌寅日。三、七、十一月忌亥日。四、八、十二月忌申日。

食物利害

蓋食物有利害者，可知而避之。

麵有䭷氣，不可食。生料色臭，不可食。漿老而飯餿，不可食。煮肉不變色，不可食。諸肉非宰殺者，勿食。諸肉臭敗者，不可食。諸腦，不可食。凡祭肉自動者，不可食。猪羊疫死者，不可食。曝肉不乾者，不可食。馬肝、牛肝，皆不可食。兔合眼，不可食。燒肉，不可用桑柴火。獐、鹿、麋，四月至七月勿食。二月內，勿食兔肉。諸肉脯，忌米中貯之，有毒。魚餒者，不可食。羊肝有孔者，不可食。諸鳥自閉口者，勿食。蟹八月後可食，餘月勿食。蝦不可多食，無鬚及腹下丹，煮之白者，皆不可食。臘月脯腊之屬，或經雨漏所漬、蟲鼠嚙殘者，勿食。海

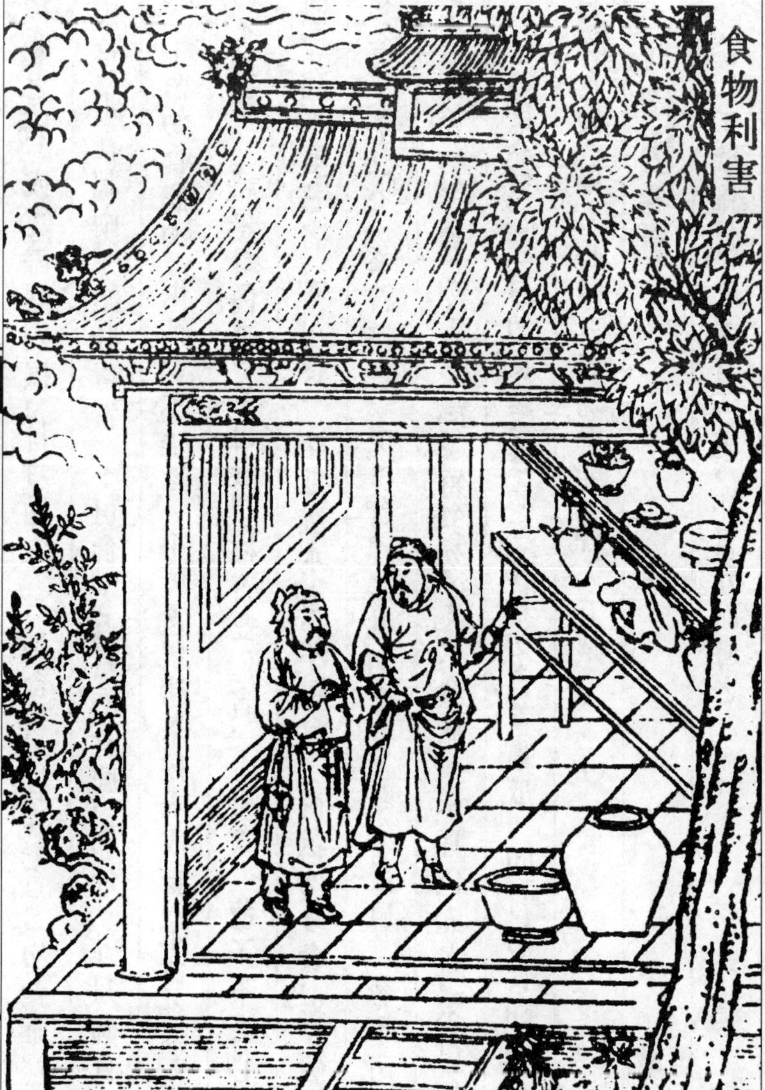
食物利害

味糟藏之屬，或經濕熱變損，日月過久者，勿食。六月、七月，勿食雁。鯉魚頭，不可食，毒在腦中。諸肝青者，不可食。五月勿食鹿，傷神。九月勿食犬肉，傷神。十月勿食熊肉，傷神。不時者，不可食。諸果核未成者，不可食。諸果落地者，不可食。諸果蟲傷者，不可食。桃杏雙仁者，不可食。蓮子不去心，食之成霍亂。甜瓜雙蒂者，不可食。諸瓜沉水者，不可食。蘑菰勿多食，發病。榆仁不可多食，令人瞑。菜着霜者，不可食。櫻桃勿多食，令人發風。葱不可多食，令人虚。芫荽勿多食，令人多忘。竹笋勿多食，發病。木耳色赤者，不可食。三月勿食蒜，昏人目。二月勿食蓼，發病。九月勿食着霜瓜。四月勿食胡荽，生狐臭。十月勿食椒，傷人心。五月勿食韭，昏人五藏。

食物相反

蓋食不欲雜，雜則或有所犯，知者分而避之。

馬肉不可與倉米同食。馬肉不可與蒼耳、薑同食。猪肉不可與牛肉同食。

羊肝不可與椒同食，傷心。兔肉不可與薑同食，成霍亂。羊肝不可與猪肉同食。

牛肉不可與栗子同食。羊肚不可與小豆、梅子同食，傷人。羊肉不可與魚膾、酪同食。猪肉不可與芫荽同食，爛人腸。馬奶子不可與魚膾同食，生癥瘕。鹿肉不可與鮠魚同食。麋鹿不可與蝦同食。麋肉脂不可與梅、李同食。牛肝不可與鮎魚同食，生風。牛腸不可與犬肉同食。鷄肉不可與魚汁同食，生癥瘕。鵪鶉肉不可與猪肉同食，面生黑。鵪鶉肉不可與菌子同食，發痔。野鷄不可與蕎麵同食，生蟲。野鷄不可與胡桃、蘑菰同食。野鷄卵不可與葱同食，生蟲。雀肉不可與李同食。鷄子不可與鱉肉同食。鷄子不可與生葱、蒜同食，損氣。鷄肉不可與兔肉同食，令人泄瀉。野鷄不可與鯽魚同食。鴨肉不可與鱉肉同食。野鷄不可與猪肝同食。鯉魚不可與犬肉同食。野鷄不可與鮎魚同食，食之令人生癩

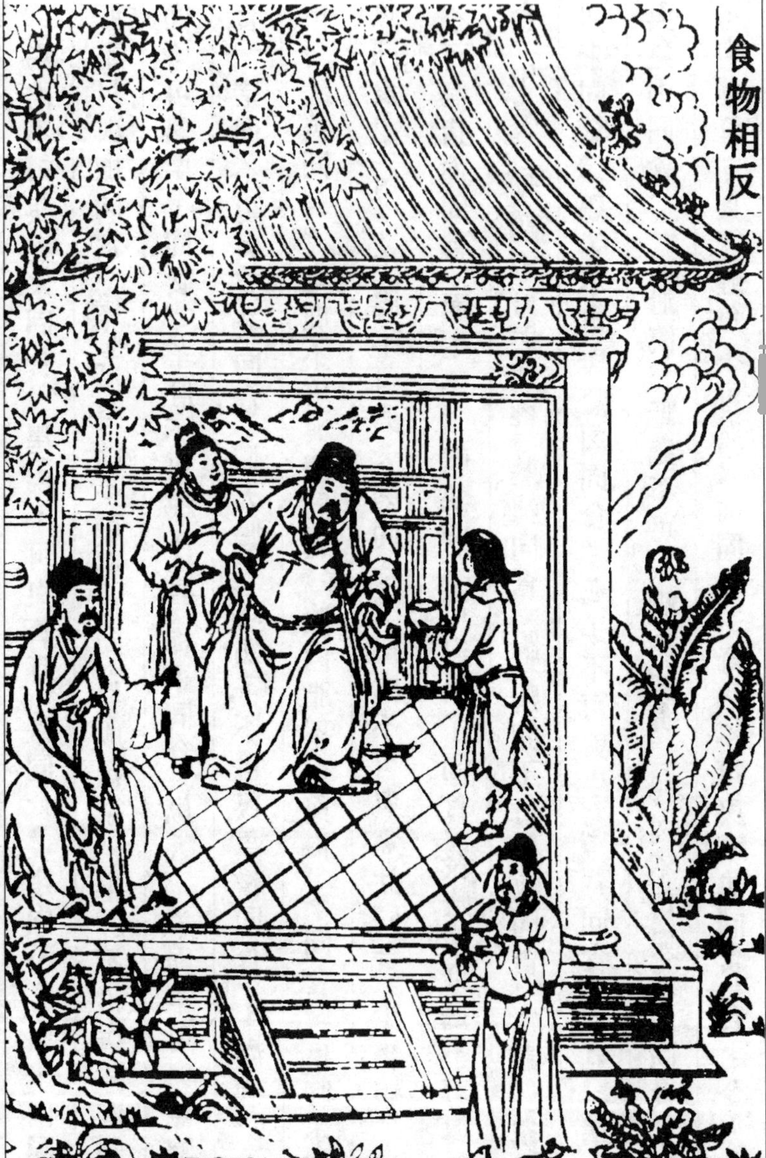
食物相反

疾。鯽魚不可與糖同食。鯽魚不可與猪肉同食。黄魚不可與蕎麵同食。蝦不可與猪肉同食，損精。蝦不可與糖同食。蝦不可與鷄肉同食。大豆黄不可與猪肉同食。黍米不可與葵菜同食，發病。小豆不可與鯉魚同食。楊梅不可與生葱同食。柿、梨不可與蟹同食。李子不可與鷄子同食。棗不可與蜜同食。李子、菱角不可與蜜同食。葵菜不可與糖同食。生葱不可與蜜同食。萵苣不可與酪同食。竹笋不可與糖同食。蓼不可與魚膾同食。莧菜不可與鱉肉同食。韭不可與酒同食。苦苣不可與蜜同食。薤不可與牛肉同食，生癥瘕。芥末不可與兔肉同食，生瘡。

食物中毒

諸物品類，有根性本毒者，有無毒而食物成毒者，有雜合相畏、相惡、相反成毒者，人不戒慎而食之，致傷腑臟和亂腸胃之氣，或輕或重，各隨其毒而爲害，隨毒而解之。

如飲食後不知記何物毒，心煩滿悶者，急煎苦參汁飲，令吐出。或煮犀角汁飲之，或苦酒、好酒煮飲，皆良。

食菜物中毒，取鷄糞燒灰，水調服之。或甘草汁，或煮葛根汁飲之。胡粉水調服亦可。

食瓜過多，腹脹，食鹽即消。食蘑菰、菌子毒，地漿解之。食菱角過多，腹脹滿悶，可暖酒和薑飲之即消。食野山芋毒，土漿解之。食瓠中毒，煮黍穰汁飲之即解。

食諸雜肉毒及馬肝漏脯中毒者，燒猪骨灰調服，或芫荽汁飲之，或生韭汁亦可。食牛、羊肉中毒，煎甘草汁飲之。食馬肉中毒，嚼杏仁即消，或蘆根汁及好酒皆可。食犬肉不消成膜脹，口乾，杏仁去皮、尖，水煎飲之。

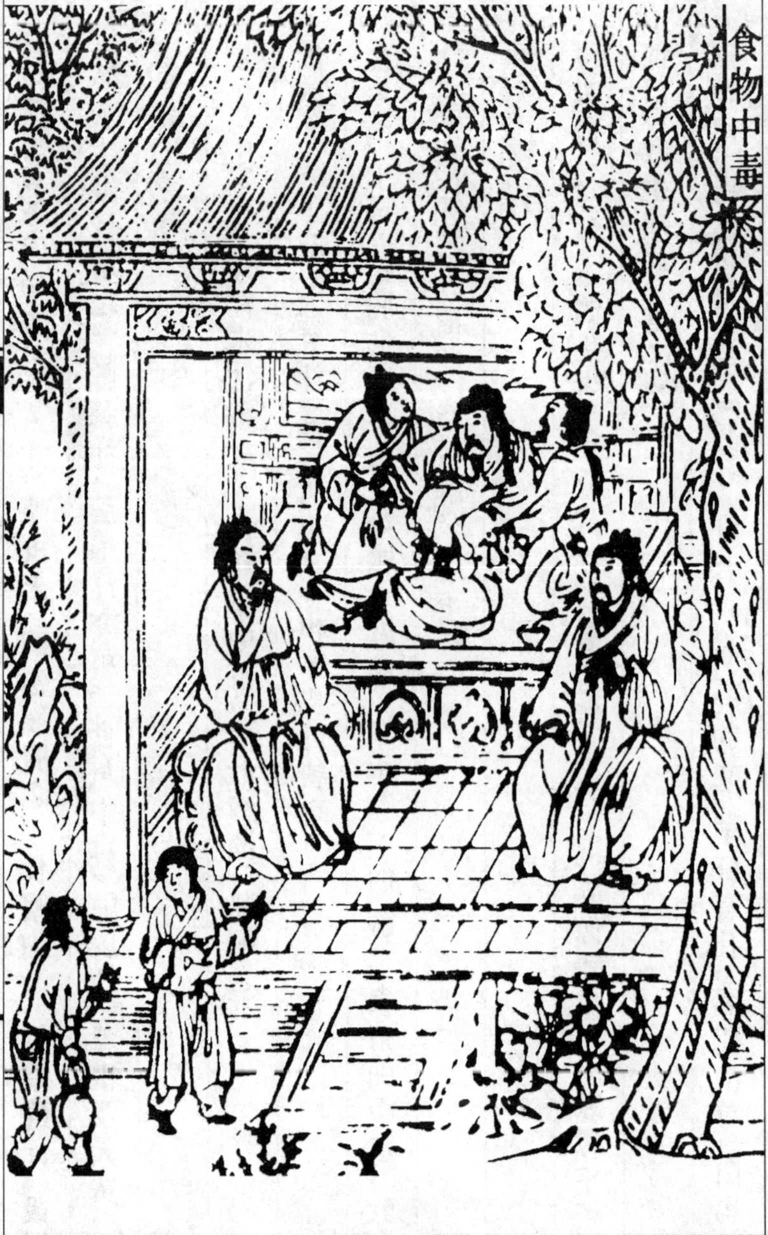
食物中毒

食魚膾過多成蟲瘕，大黄汁、陳皮末，同鹽湯服之。食蟹中毒，飲紫蘇汁，或冬瓜汁，或生藕汁解之。乾蒜汁、蘆根汁亦可。食魚中毒，陳皮汁、蘆根及大黄、大豆、朴消汁皆可。

食鴨子中毒，煮秫米汁解之。食鷄子中毒，可飲醇酒、醋解之。

飲酒大醉不解，大豆汁、葛花、椹子、柑子皮汁皆可。

食牛肉中毒，猪脂煉油一兩，每服一匙頭，温水調下即解。食猪肉中毒，飲大黄汁，或杏仁汁、朴消汁，皆可解。

禽獸變异

禽獸形類，依本體生者，猶分其性質有毒無毒者，况异像變生，豈無毒乎？倘不慎口，致生疾病，是不察矣。

獸岐尾，馬蹄夜目，羊心有孔，肝有青黑，鹿豹文，羊肝有孔，黑鷄白首，白馬

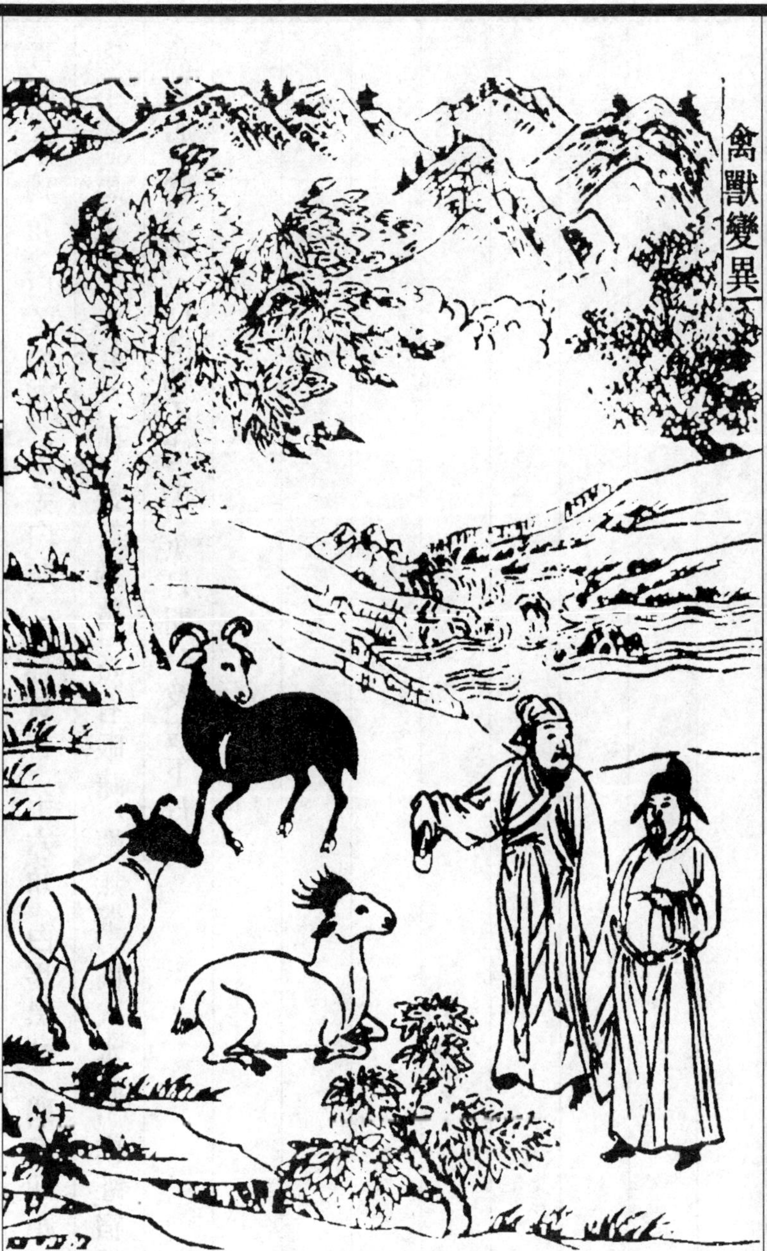
禽獸變異

青蹄，羊獨角，白羊黑頭，黑羊白頭，白鳥黃首，羊六角，白馬黑頭，鷄有四距，爆肉不燥，馬生角，牛肝葉孤，蟹有獨螯，魚有眼睫，蝦無鬚，肉入水動，肉經宿暖，魚無腸、膽、腮，肉落地不沾土，魚目開合及腹下丹。

卷第三

米穀品

◎稻米　味甘苦，平，無毒。主温中，令人多熱，大便堅，不可多食。即糯米也。蘇門者爲上，釀酒者多用。

◎粳米　味甘苦，平，無毒。主益氣，止煩，止泄，和胃氣，長肌肉。即今有數種，香粳米，匾子米，雪裏白，香子米。香味尤勝。諸粳米搗碎，取其圓净者，爲圓米，亦作渴米。

◎粟米　味鹹，微寒，無毒。主養腎氣，去脾胃中熱，益氣。陳者良，治胃中熱，消渴，利小便，止痢。唐本注云：粟類多種，顆粒細如粱米，搗細，取匀净者爲浙米。

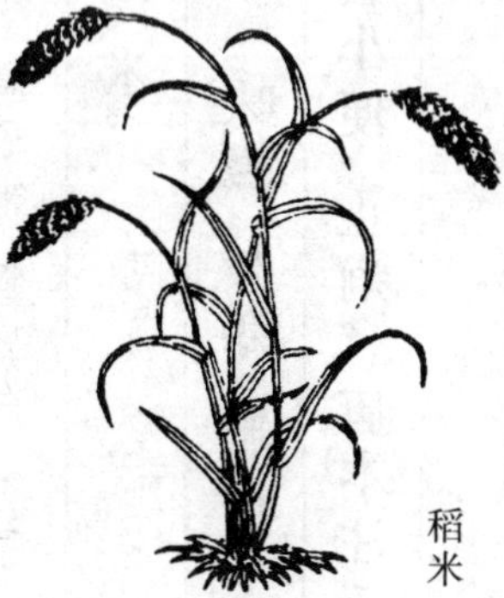

稻米

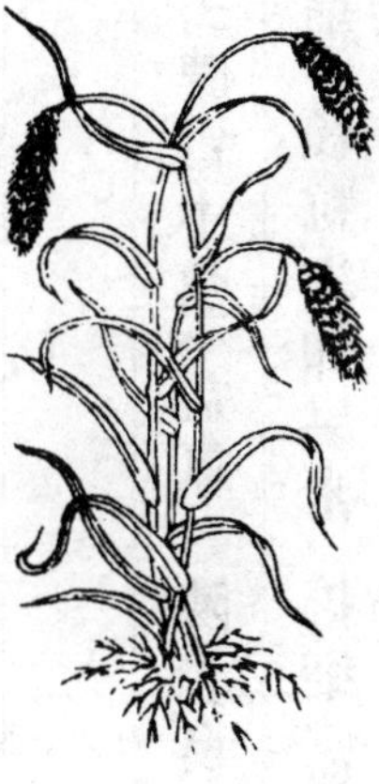

粟米

◎青粱米　味甘，微寒，無毒。主胃痺，中熱，消渴，止泄痢，益氣補中，輕身延年。

◎白粱米　味甘，微寒，無毒。主除熱，益氣。

◎黃粱米　味甘，平，無毒。主益氣和中，止泄。唐本注云：穗大毛長，穀米俱粗于白粱。

◎黍米　味甘，平，無毒。主益氣補中，多熱，令人煩。久食昏人五藏，令人

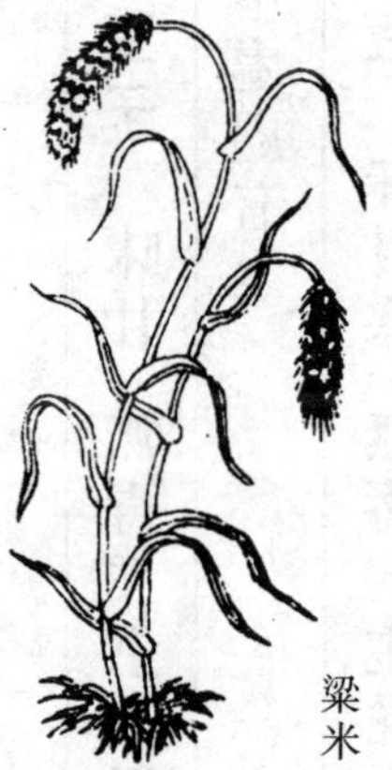

粱米

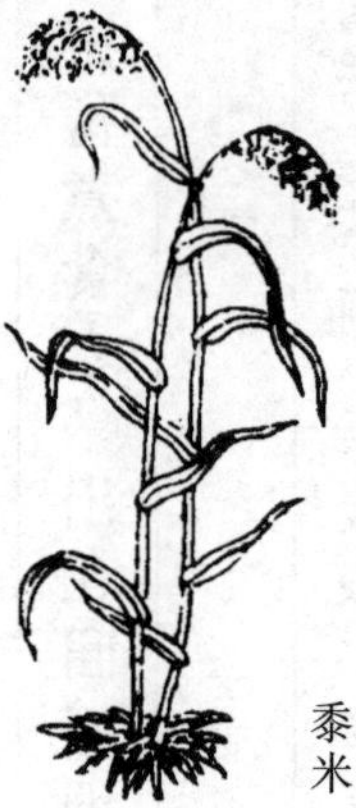

黍米

好睡。肺病宜食。

◎丹黍米　味苦，微温，無毒。主咳逆，霍亂，止煩渴，除熱。

◎稷米　味甘，無毒。主益氣，補不足。關西謂之穈子米，亦謂穄米。古者取其香可愛，故以供祭祀。

◎河西米　味甘，無毒。補中益氣。顆粒硬于諸米。出本地。

◎緑豆　味甘寒，無毒。主丹毒，風疹，煩熱，和五藏，行經脉。

◎白豆　味甘，平，無毒。調中，暖腸胃，助經脉。腎病宜食。

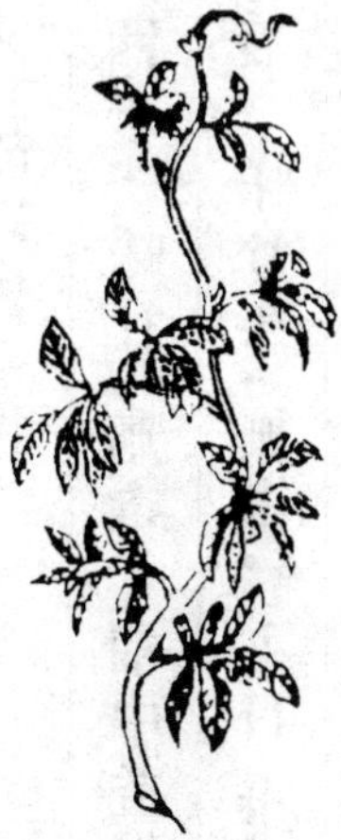

绿豆

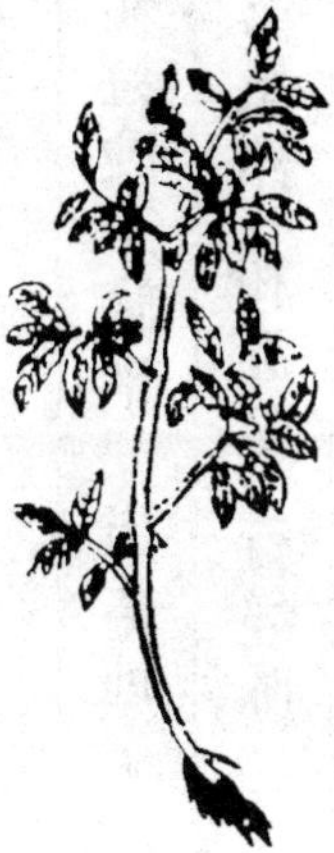

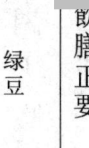

回回豆子

◎大豆　味甘，平，無毒。殺鬼氣，止痛，逐水，除胃中熱，下瘀血，解諸藥毒。作豆腐即寒而動氣。

◎赤小豆　味甘酸，平，無毒。主下水，排膿血，去熱腫，止瀉痢，通小便。解小麥毒。

◎回回豆子　味甘，無毒。主消渴。勿與鹽煮食之。出在回回地面，苗似豆，今田野中處處有之。

◎青小豆　味甘寒，無毒。主熱中，消渴。止下痢，去腹脹。産婦無乳汁，爛煮三五升食之，即乳多。

◎豌豆　味甘，平，無毒。調順榮衛，和中益氣。

◎匾豆　味甘，微温。主和中。葉主霍亂吐下不止。

◎小麥　味甘，微寒，無毒。主除熱，止煩燥，消渴，咽乾，利小便，養肝氣，止痛，唾血。

◎大麥　味鹹，温、微寒，無毒。主消渴，除熱，益氣，調中，令人多熱，爲五穀長。《藥性論》云：能消化宿食，破冷氣。

◎蕎麥　味甘，平寒，無毒。實腸胃，益氣力。久食動風氣，令人頭眩。和猪肉食之，患熱風，脱人鬚眉。

◎白芝麻　味甘、大寒，無毒。治虛勞，滑腸胃，行風氣，通血脉，去頭風，潤肌膚。食後生啖一合。與乳母食之，令子不生病。

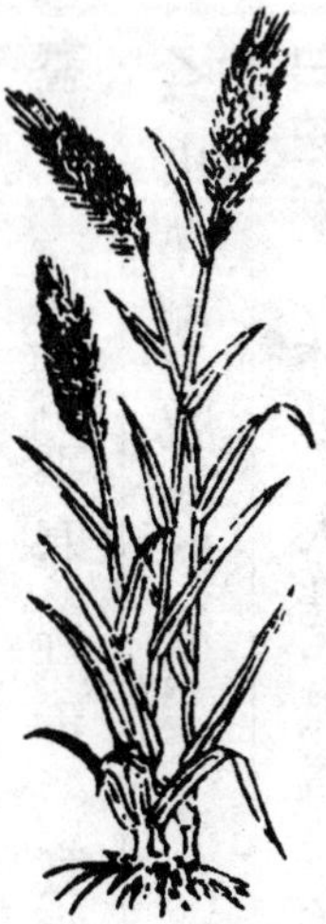

小麥

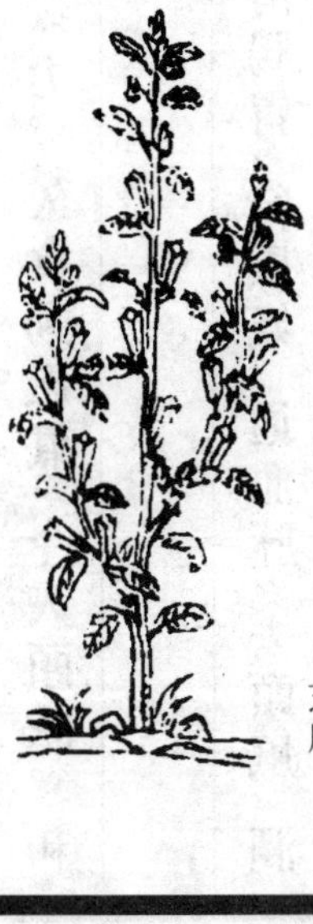

芝麻

◎胡麻　味甘，微寒。除一切痼疾，久服長肌肉，健人。油，利大便，治胞衣不下。《修真秘旨》云神仙服胡麻法：久服面光澤，不飢，三年水火不能害，行及奔馬。

◎餳　味甘，微温，無毒。補虚乏，止渴，去血，健脾，治嗽。小兒誤吞錢，取一斤，漸漸盡食之，即出。

◎蜜　味甘，平、微温，無毒。主心腹邪氣，諸驚癇，補五藏不足，益中氣，止痛，解毒，明耳目，和百藥，除衆病。

◎麯 味甘，大暖。療藏府中風氣，調中益氣，開胃消食，補虛去冷。陳久者良。

◎醋 味酸，温，無毒。消癰腫，散水氣，殺邪毒，破血運，除癥塊，堅積。醋有數種：酒醋、桃醋、麥醋、葡萄醋、棗醋、米醋爲上，入藥用。

◎醬 味鹹酸，冷，無毒。除熱止煩，殺百藥、熱湯火毒，殺一切魚、肉、菜蔬毒。豆醬主治勝麵醬。陳久者尤良。

◎豉 味苦，寒，無毒。主傷寒，頭痛，煩燥，滿悶。

◎鹽 味鹹，温，無毒。主殺鬼蠱邪，疰毒傷寒，吐胸中痰癖，止心腹卒痛。多食傷肺，令人咳嗽，失顔色。

◎酒 味苦甘辣，大熱，有毒。主行藥勢，殺百邪，通血脉，厚腸胃，潤皮膚，消憂愁，多飲損壽傷神，易人本性。酒有數般，唯醞釀以隨其性。

◎虎骨酒　以酥炙虎骨搗碎，釀酒。治骨節疼痛，風疰冷痺痛。

◎枸杞酒　以甘州枸杞依法釀酒。補虛弱，長肌肉，益精氣，去冷風，壯陽道。

◎地黄酒　以地黄絞汁釀酒。治虛弱，壯筋骨，通血脉，治腹内痛。

◎松節酒　仙方以五月五日采松節，剉碎，煮水釀酒。治冷風虛，骨弱，脚不能履地。

◎茯苓酒　仙方，依法茯苓釀酒。治虛勞，壯筋骨，延年益壽。

◎松根酒　以松樹下撅坑置瓮，取松根津液釀酒。治風，壯筋骨。

◎羊羔酒　依法作酒，大補益人。

◎五加皮酒　五加皮浸酒，或依法釀酒。治骨弱不能行走。久服壯筋骨，延年不老。

◎膃肭臍酒　治腎虚弱，壯腰膝，大補益人。

◎小黄米酒　性熱，不宜多飲，昏人五藏，煩熱多睡。

◎葡萄酒　益氣調中，耐飢强志。酒有數等，有西番者，有哈刺火者，有平陽太原者，其味都不及哈刺火者。田地酒最佳。

◎阿刺吉酒　味甘辣，大熱，有大毒。主消冷堅積，去寒氣。用好酒蒸熬，取露成阿刺吉。

◎速兒麻酒　又名撥糟。味微甘辣。主益氣，止渴。多飲令人膨脹、生痰。

獸品

◎牛肉　味甘，平，無毒。主消渴，止啘泄，安中益氣，補脾胃。牛髓，補中，填精髓。牛酥，凉，益心肺，止渴、嗽，潤毛髮，除肺痿，心熱吐血。牛酪，味甘酸，寒，無毒。主熱毒，止消渴，除胸中虛熱，身面熱瘡。　牛乳腐，微寒，潤五藏，利大小便，益十二經脉，微動氣。

◎羊肉　味甘，大熱，無毒。主暖中，頭風，大風，汗出，虛勞，寒冷，補中益氣。　羊頭，凉，治骨蒸，腦熱，頭眩，瘦病。　羊心，主治憂恚，膈氣。　羊肝，性冷，療肝氣虛熱，目赤暗。　羊血，主治女人中風、血虛，産後血暈，悶欲絶者，生飲一升。　羊五藏，補人五藏。　羊腎，補腎虛，益精髓。　羊骨，熱，治虛勞，寒中，羸瘦。　羊髓，味甘，温。主治男女傷中，陰氣不足，利血脉，益經氣。　羊

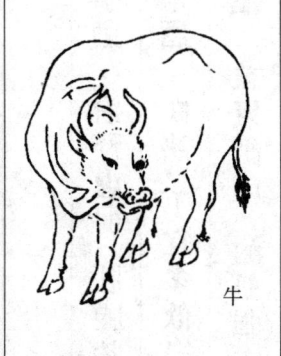

牛

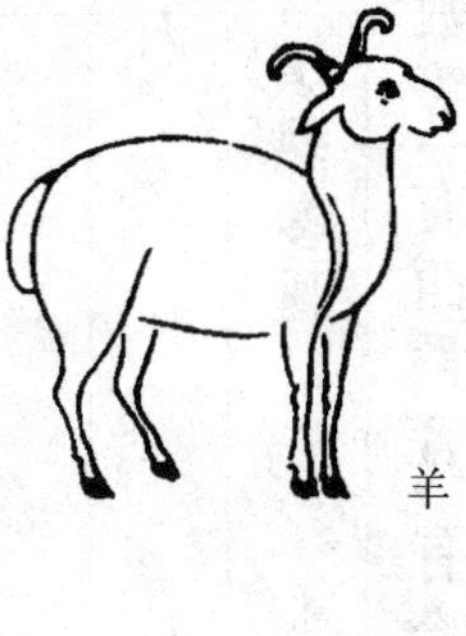
羊

腦，不可多食。　羊酪，治消渴，補虚乏。

◎黄羊　味甘，温，無毒。補中益氣，治勞傷虚寒。其種類數等成群，至于千數。　白黄羊，生于野草内。　黑尾黄羊，生于沙漠中。能走善卧，行走不成群。其腦不可食，髓骨可食，能補益人。　煑湯無味。

◎山羊　味甘，平，無毒。補益人，生山谷中。

◎羖䍽　味甘，平，無毒。補五勞七傷，温中益氣。其肉稍腥。

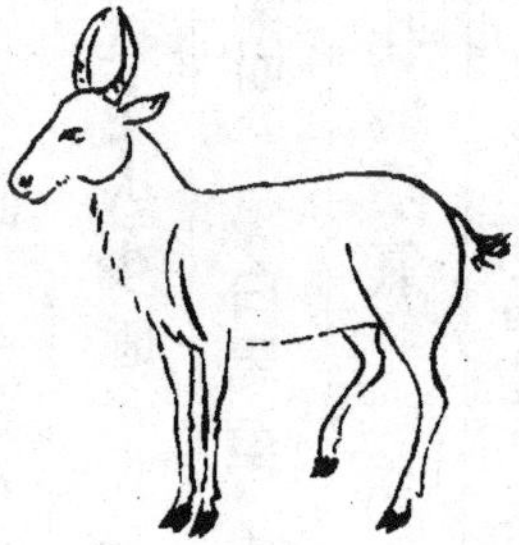

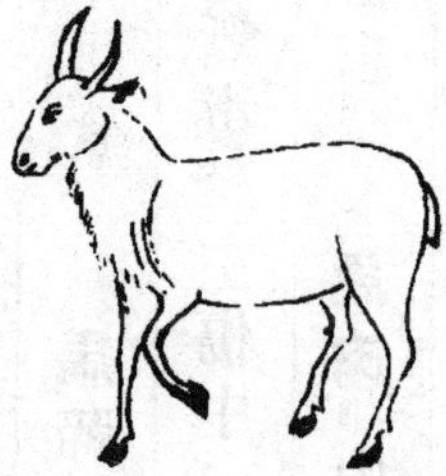

黄羊

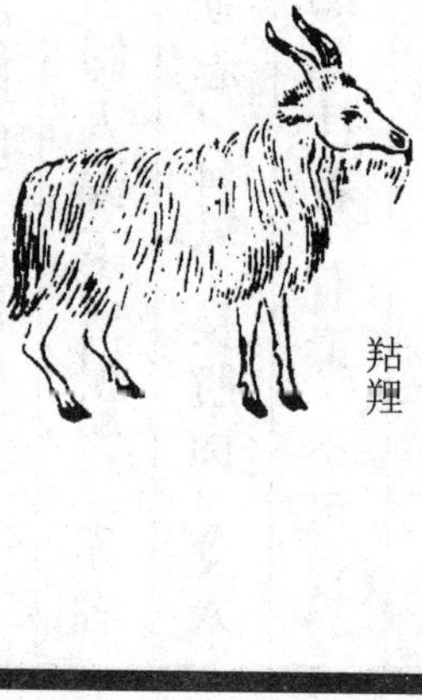

羖䍽

◎馬肉　味辛苦，冷，有小毒。主熱，下氣，長筋骨，强腰膝，壯健輕身。馬頭骨，作枕令人少睡。馬肝，不可食。馬蹄，白者治婦人漏下，白崩；赤者治婦人赤崩。白馬莖，味鹹甘，無毒。主傷中，脉絶，强志，益氣，長肌肉，令人有子，能壯盛陰氣。馬心，主喜忘。馬肉，内有生黑墨汁者，有毒，不可食。白馬多有之。馬乳，性冷，味甘。止渴，治熱。有三等，一名升堅，一名晃禾兒，一名窗元。以升堅爲上。

◎野馬肉　味甘，平，有毒。壯筋骨。與家馬肉頗相似，其肉落地不沾沙，然不宜多食。

◎象肉　味淡。不堪食，多食令人體重。胸前小横骨，令人能浮水。身有百獸肉，皆有分段，惟鼻是本肉。象牙，無毒。主諸鐵及雜物入肉，刮取屑，細研和水傅瘡上即出。

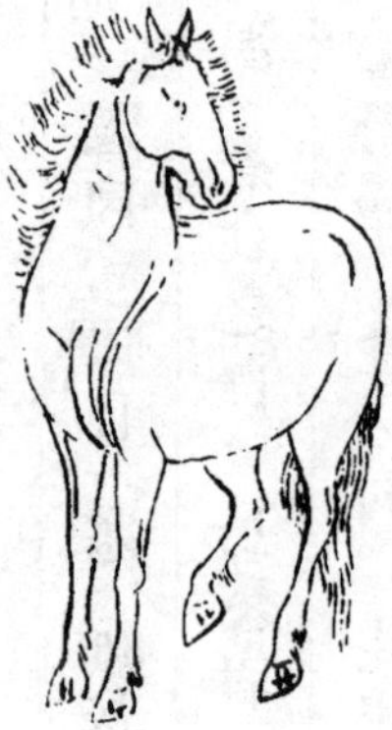
馬

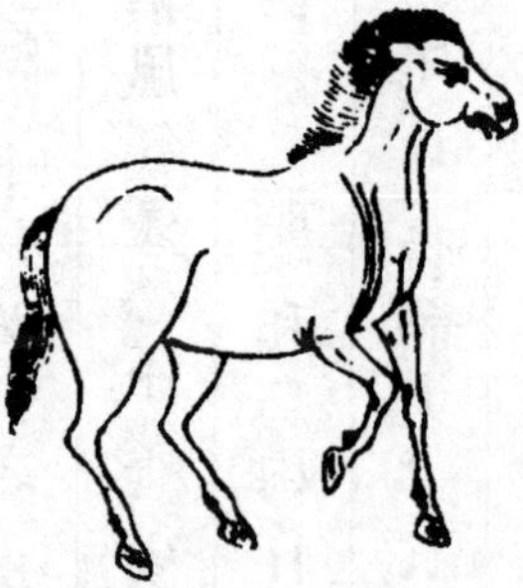
野馬

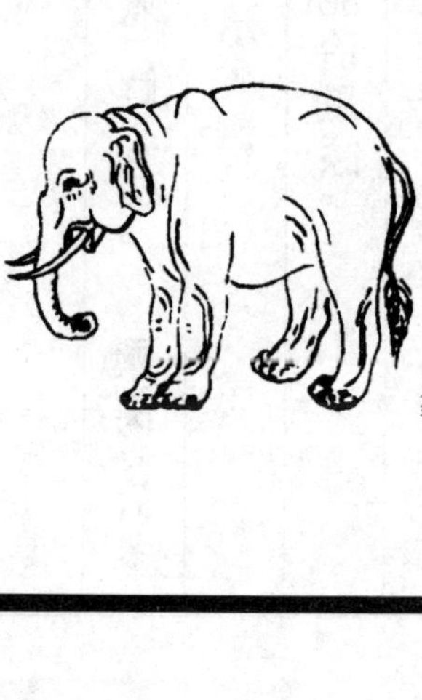
象

◎駝肉　治諸風，下氣，壯筋骨，潤皮膚，療一切頑麻風痺，肌膚緊急，惡瘡腫毒。　駝脂，在兩峰內，有積聚者，酒服之良。　駝乳，係愛刺。性温，味甘。補中益氣，壯筋骨，令人不飢。

◎野駝　味甘，温平，無毒。治諸風，下氣，壯筋骨，潤皮膚。　駝峰，治虛勞風。有冷積者，用葡萄酒温調峰子油，服之良。好酒亦可。

◎熊肉　味甘，無毒。主風痺，筋骨不仁。若腹中有積聚，寒熱羸瘦者，不

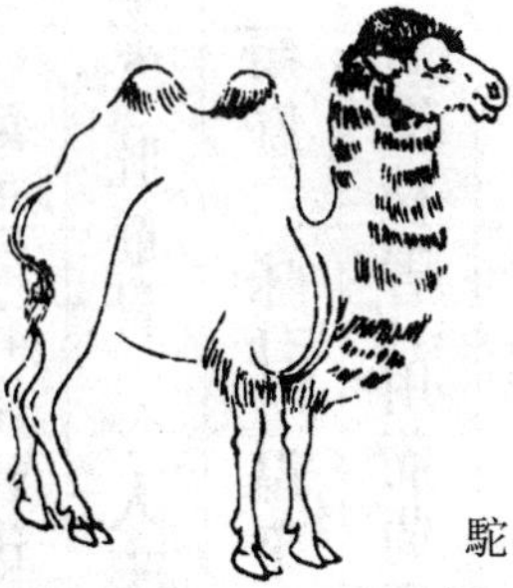
駝

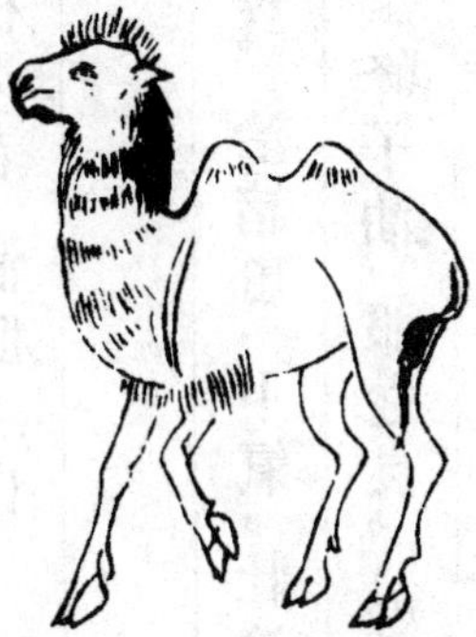
野駝

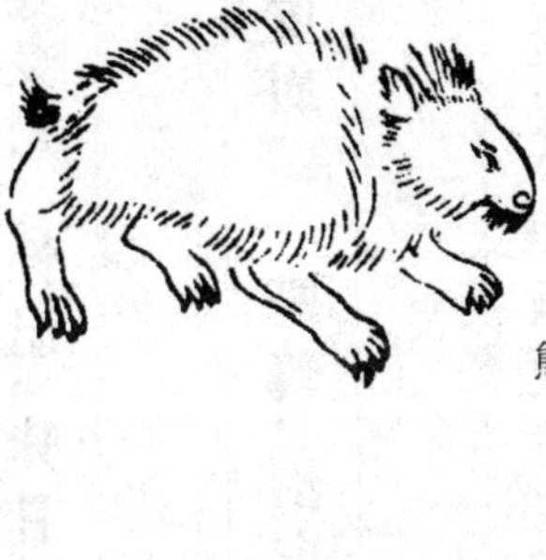
熊

可食之，終身不除。熊白，涼，無毒。治風補虛損，殺勞蟲。熊掌，食之可禦風寒。此是八珍之數，古人最重之。十月勿食之，損神。

◎驢肉　味甘，寒，無毒。治風狂憂愁不樂，安心氣，解心煩。頭肉，治多年消渴，煮食之良。烏驢者，尤佳。脂，和烏梅作丸，治久瘧。

◎野驢　性味同。比家驢鬃尾長，骨骼大。食之能治風眩。

◎麋肉　味甘，温，無毒。益氣補中，治腰脚無力。不可與野鷄肉及蝦、生菜、梅、李果實同食，令人病。　麋脂，味辛，温，無毒。主癰腫惡瘡，風痺，四肢拘緩。

通血脉，潤澤皮膚。　麋皮，作靴能除脚氣。

◎鹿肉　味甘，温，無毒。補中，强五藏，益氣。　鹿髓，甘，温。主男女傷中，絶脉，筋急，咳逆，以酒服之。　鹿頭，主消渴，夜夢見物。　鹿蹄，主脚膝疼痛。　鹿腎，主温中，補腎，安五藏，壯陽氣。　鹿茸，味甘，微温，無毒。主漏下惡血，寒熱驚癇，益氣强志，補虛羸，壯筋骨。　鹿角，微鹹，無毒。主惡瘡癰腫，逐邪氣，除小腹血急痛，腰脊痛及留血在陰中。

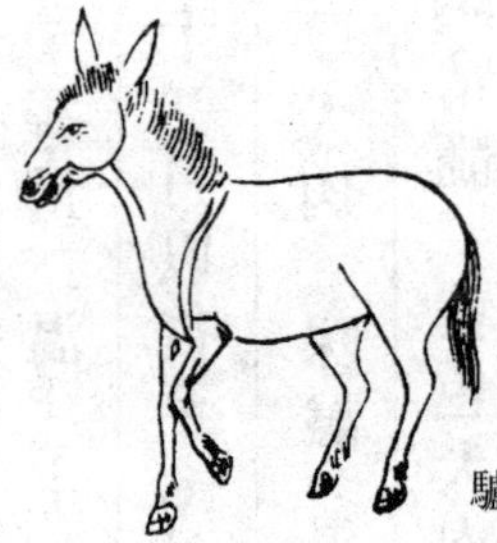

驢

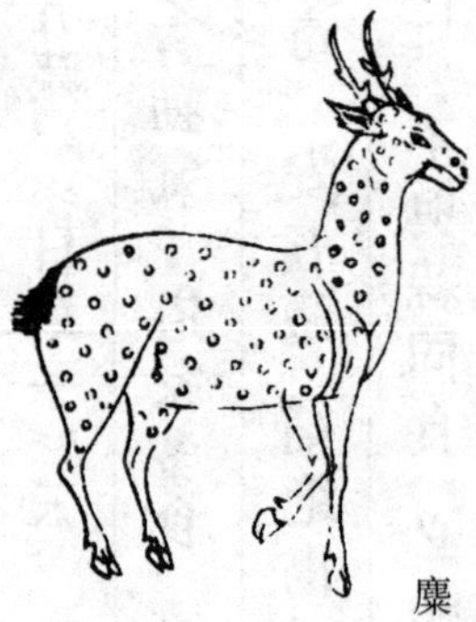

麋

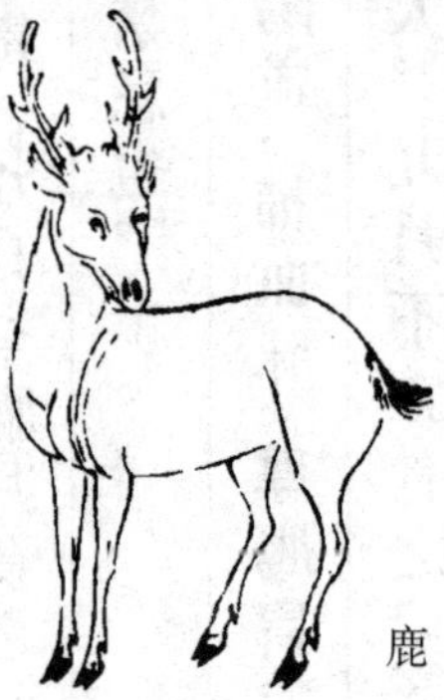

鹿

◎獐肉 温。主補益五藏。《日華子》云：肉無毒。八月至臘月食之，勝羊肉；十二月以後至七月食之，動氣。道家多食，言無禁忌也。

◎犬肉 味鹹，温，無毒。安五藏，補絶傷，益陽道，補血脉，厚腸胃，實下焦，填精髓。黄色犬肉尤佳。不與蒜同食，必頓損人。九月不宜食之，令人損神。

犬四脚蹄，煮飲之，下乳汁。

◎猪肉 味苦，無毒。主閉血脉，弱筋骨，虚肥人。不可久食，動風。患金

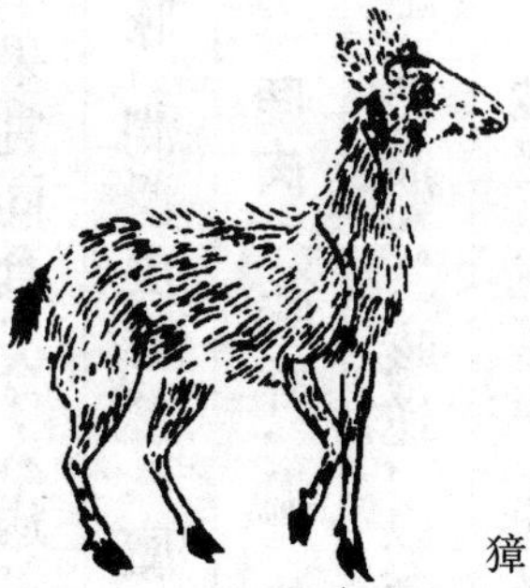
獐

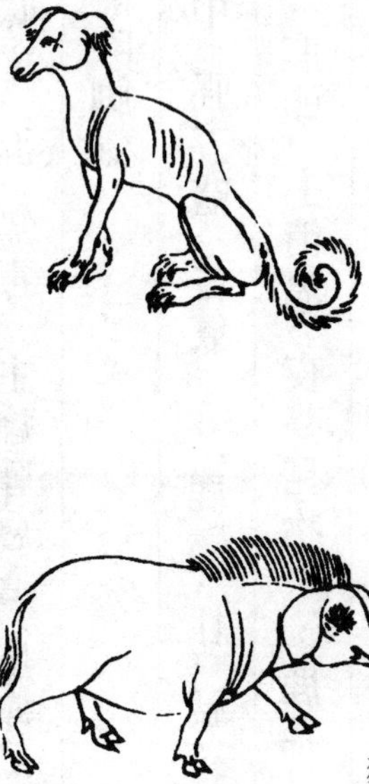
犬

猪

瘡者，尤甚。　猪肚，主補中益氣，止渴。　猪腎，冷。和理腎氣，通利膀胱。　猪四蹄，小寒。主傷撻諸敗瘡，下乳。

◎野猪肉　味苦，無毒。主補肌膚，令人虚肥。雌者肉更美，冬月食。橡子肉色赤，補人五藏，治腸風瀉血，其肉味勝家猪。

◎江猪　味甘，平，無毒。然不宜多食，動風氣，令人體重。

◎獺肉　味鹹，平，無毒。治水氣脹滿。療瘟疫病，諸熱毒風，咳嗽勞損。不可與兔同食。　獺肝，甘，有毒。治腸風下血及主疰病相染。　獺皮，飾領袖則塵垢不著。如風沙翳目，以袖拭之即出。又魚刺鯁喉中不出者，取獺爪爬項下即出。

◎虎肉　味鹹酸，平，無毒。主惡心欲嘔，益氣力。食之入山，虎見則畏，辟三十六種魅。　虎眼睛，主瘧疾，辟惡，止小兒熱驚。　虎骨，主除邪惡氣，殺鬼

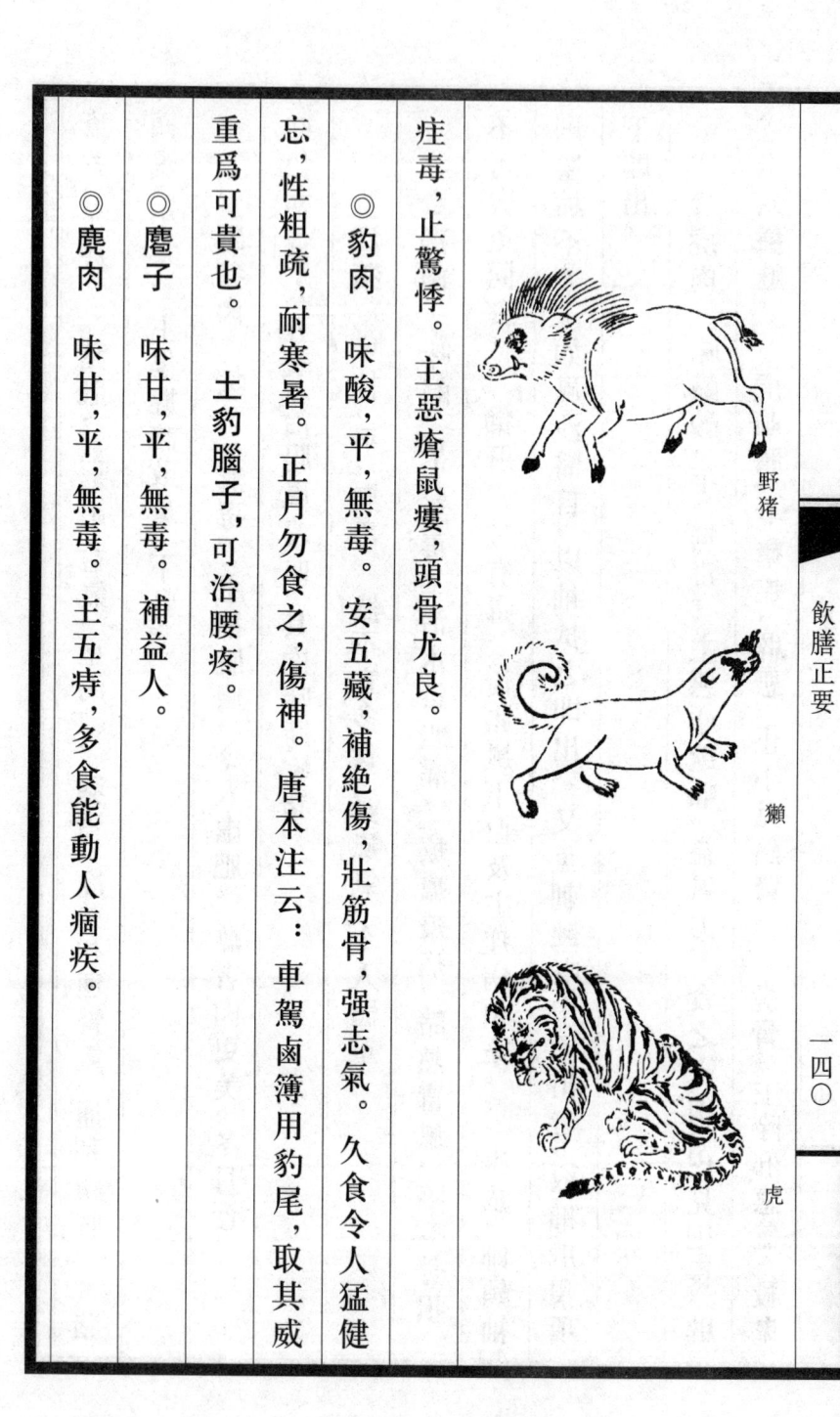

野猪

獺

虎

疰毒，止驚悸。主惡瘡鼠瘻，頭骨尤良。

◎豹肉　味酸，平，無毒。安五藏，補絶傷，壯筋骨，强志氣。久食令人猛健忘，性粗疏，耐寒暑。正月勿食之，傷神。唐本注云：車駕鹵簿用豹尾，取其威重爲可貴也。　土豹腦子，可治腰疼。

◎麅子　味甘，平，無毒。補益人。

◎麂肉　味甘，平，無毒。主五痔，多食能動人痼疾。

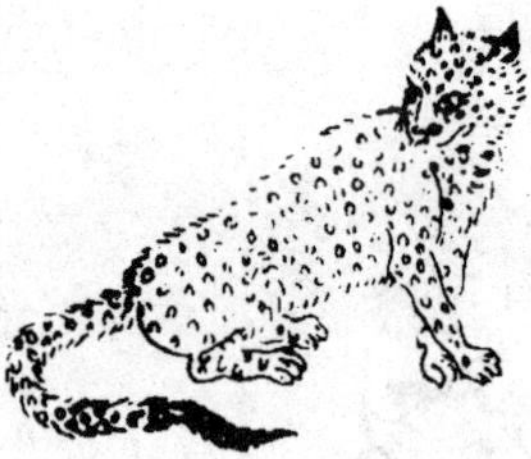
豹

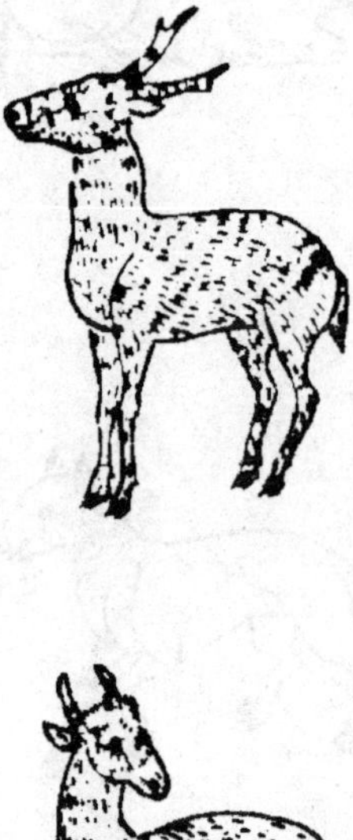
麅

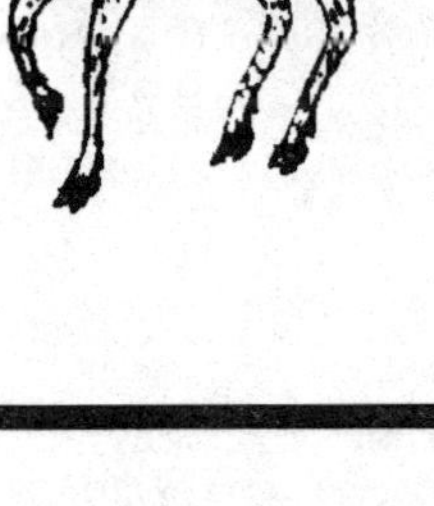
鹿

◎麝肉　無毒，性温。似獐肉而腥，食之不畏蛇毒。

◎狐肉　温，有小毒。《日華子》云：性暖，補虚勞，治惡瘡疥。

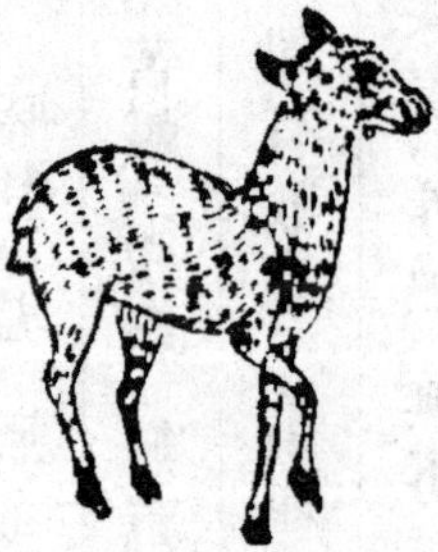
麝

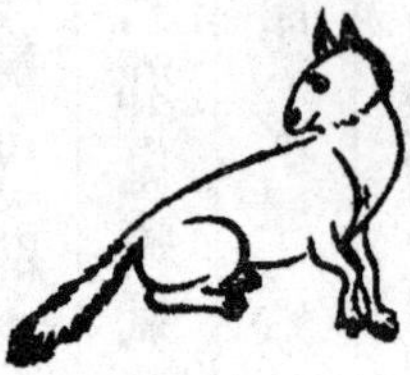
狐

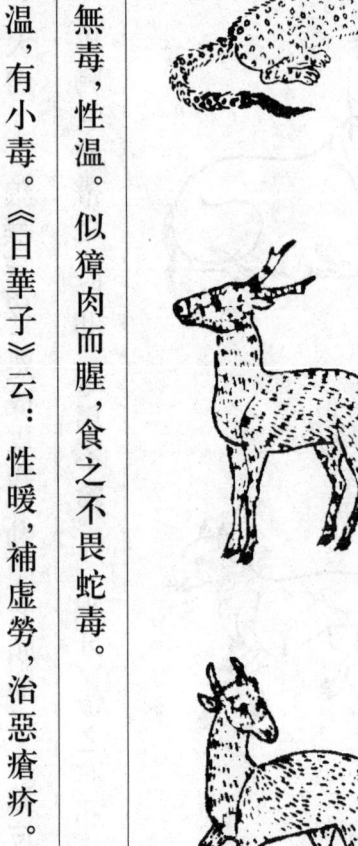

◎犀牛肉　味甘，温，無毒。主諸獸蛇蟲蠱毒，辟瘴氣，食之入山不迷其路。　犀角，味苦鹹，微寒，無毒。主百毒蠱疰，邪鬼瘴氣，殺鈎吻、鴆羽、蛇毒。療傷寒、瘟疫。犀有數等：山犀、通天犀、辟塵犀、水犀、鎮帷犀。

◎狼肉　味鹹，性熱，無毒。主補益五藏，厚腸胃，填精髓。腹有冷積者，宜食之。味勝狐、犬肉。　狼喉嗉皮，熟成皮條，勒頭去頭痛。　狼皮，熟作番皮，大暖。　狼尾，馬胸堂前帶之，辟邪，令馬不驚。　狼牙，帶之辟邪。

犀牛

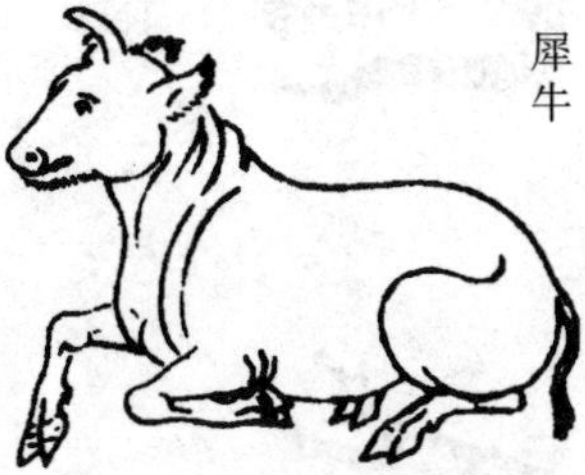

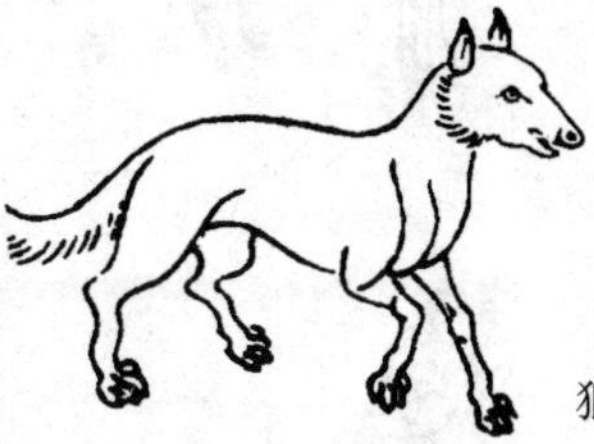

狼

◎兔肉　味辛，平，無毒。補中益氣。不宜多食，損陽事，絶血脉，令人痿黄。不可與薑、橘同食，令人患卒心痛。妊娠不可食，令子缺脣。二月不可食，傷神。　兔肝，主明目。　臘月兔頭及皮毛，燒灰，酒調服之，治難産，胞衣不出，餘血不下。

◎塔剌不花一名土撥鼠。　味甘，無毒。主野鷄瘻瘡，煮食之宜人。　生山後草澤中。北人掘取以食，雖肥，煮則無油，湯無味。多食難克化，微動氣。　皮，

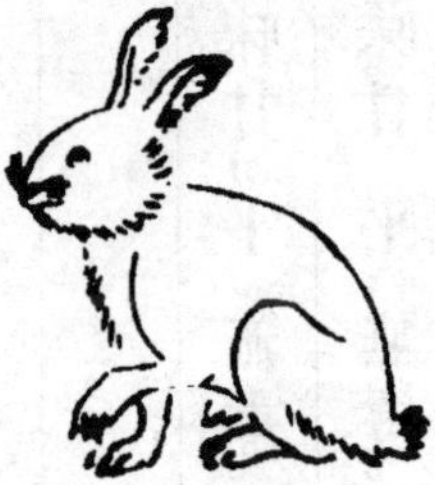

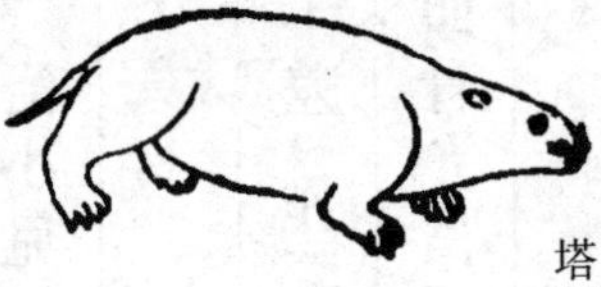

作番皮，不濕透，甚暖。　頭骨，去下頦肉，令齒全，治小兒無睡，懸之頭邊，即令得睡。

◎獾肉　味甘，平，無毒。治上氣咳逆，水腹不差，作羹食良。

◎野狸　味甘，平，無毒。主治鼠瘻，惡瘡。頭骨尤良。

◎黃鼠　味甘，平，無毒。多食發瘡。

◎猴肉　味酸，無毒。主治諸風，勞疾。釀酒尤佳。

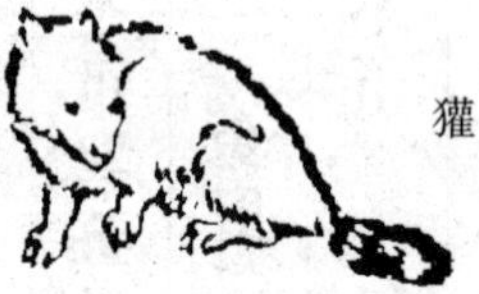
獾

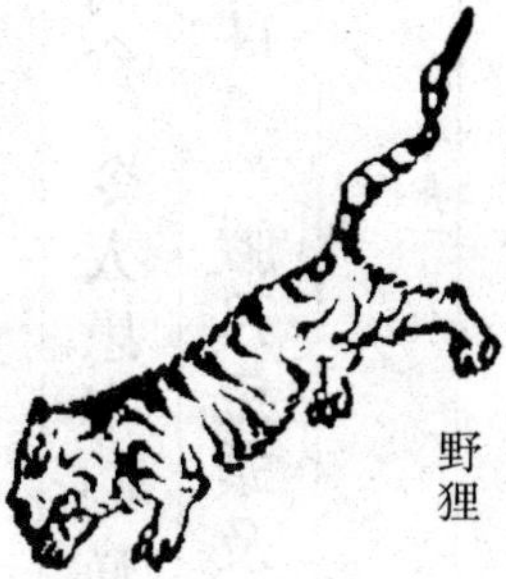
野狸

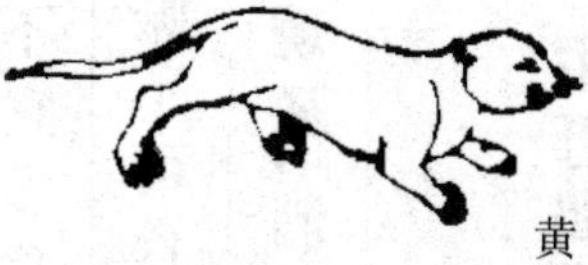
黃鼠

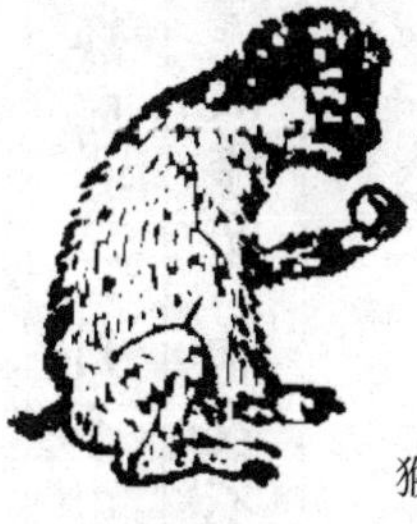
猴

禽品

◎天鵝　味甘，性熱，無毒。主補中益氣。鵝有三四等，金頭鵝爲上，小金頭鵝爲次。有花鵝者，有一等鵝不能鳴者，飛則翎響，其肉微腥，皆不及金頭鵝。

◎鵝　味甘，平，無毒。利五藏，主消渴。孟詵云：肉性冷，不可多食，亦發痼疾。《日華子》云：蒼鵝性冷有毒，食之發瘡。白鵝無毒，解五藏熱，止渴。脂

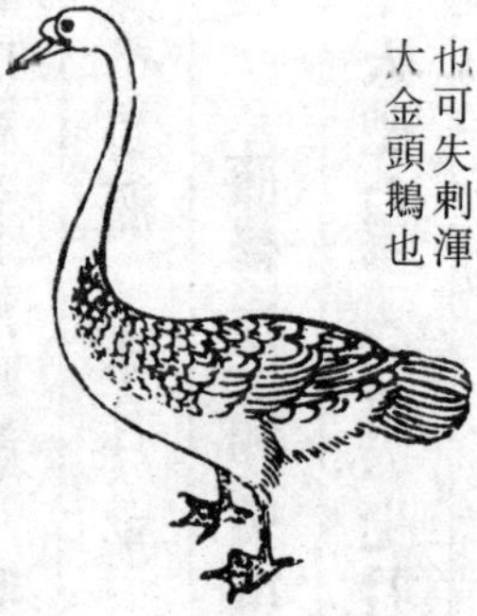

也可失刺渾
大金頭鵝也

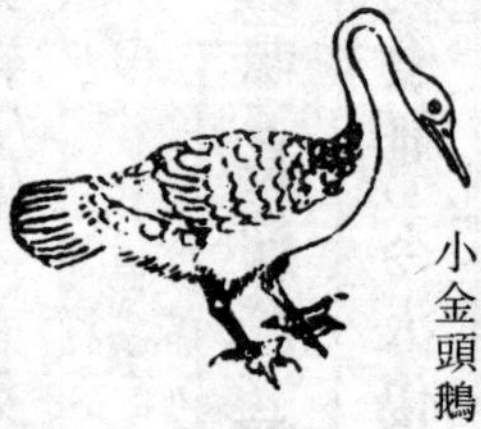

出魯哥渾
小金頭鵝

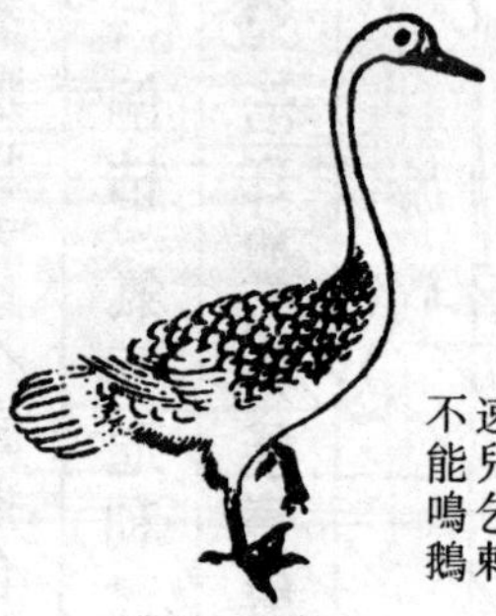

速兒乞刺
不能鳴鵝

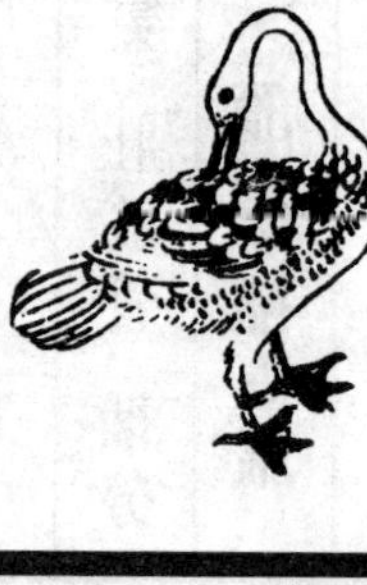

阿刺渾
花鵝也

潤皮膚，主治耳聾。鵝彈補五藏，益氣。有痼疾者，不宜多食。

◎雁　味甘，平，無毒。主風攣拘急，偏枯，氣不通利，益氣，壯筋骨，補勞瘦。雁骨灰，和米泔洗頭，長髮。雁膏，治耳聾，亦能長髮。雁脂，補虛羸，令人肥白。六月、七月勿食雁，令人傷神。

◎鴜䳓　味甘，温，無毒。補中益氣，食之甚有益人，炙食之味尤美。然有數等，白鴜䳓、黑頭鴜䳓、胡鴜䳓，其肉皆不同。髓，味甘美，補精髓。

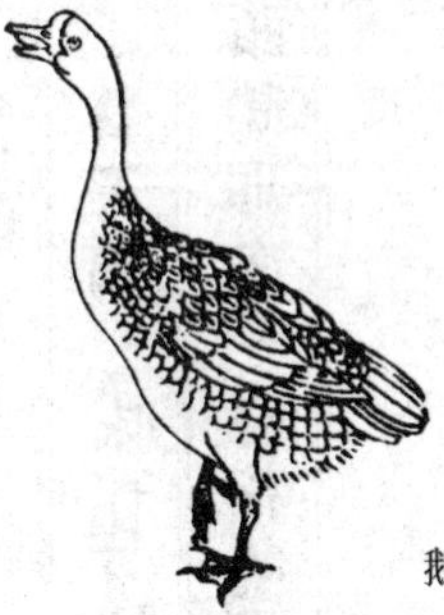

鵝

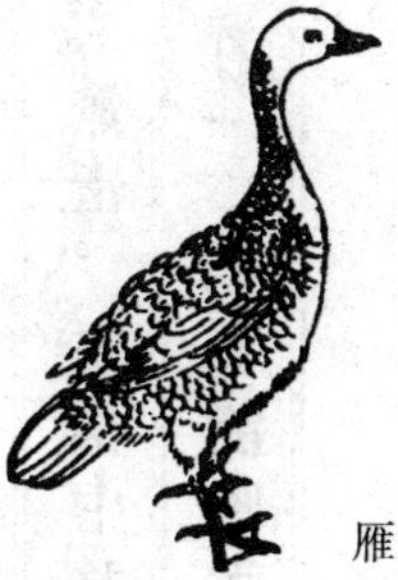

雁

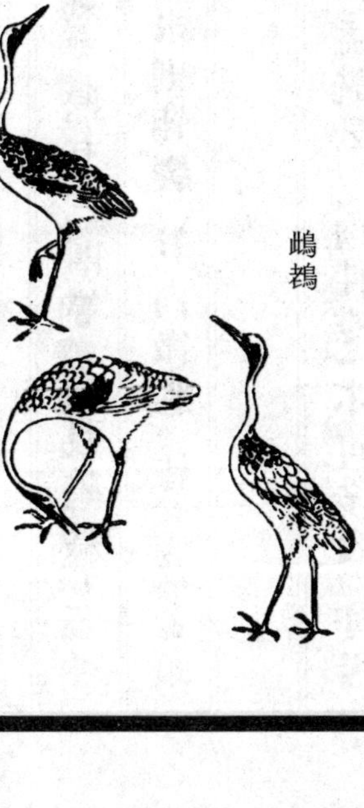

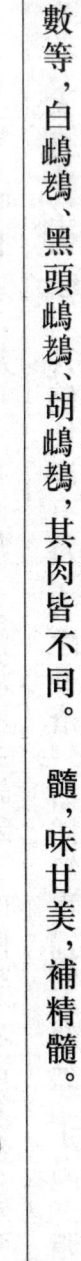

鴜䳓

◎水札　味甘，平，無毒。補中益氣。宜炙食之，甚美。

◎丹雄鷄　味甘，平，微温，無毒。主婦人崩中漏下赤白，補虚，温中，止血。

白雄鷄，味酸，無毒。主下氣，療狂邪，補中，安五藏，治消渴。　烏雄鷄，味甘酸，無毒。主補中，止痛，除心腹惡氣。虚弱者，宜食之。　烏雌鷄，味甘，温，無毒。主風寒濕痺，五緩六急，中惡，腹痛及傷折骨疼，安胎血，療乳難。　黄

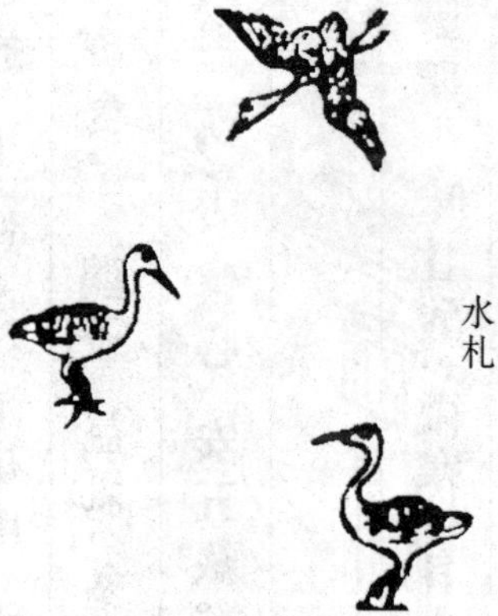
水札

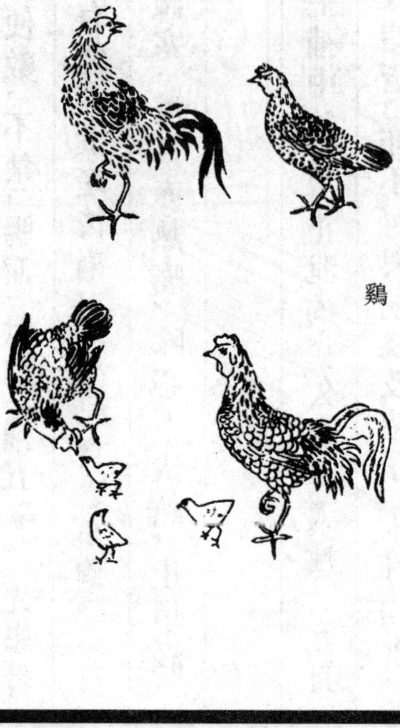
鷄

雌鷄，味酸，平，無毒。主傷中，消渴，小便數，不禁，腸澼，泄痢，補五藏。先患骨熱者，不可食。鷄子，益氣，多食令人有聲。主産後痢，與小兒食之止痢。《日華子》云：鷄子，鎮心，安五藏。其白微寒，療目赤熱痛，除心下伏熱，止煩滿、咳逆。

◎野鷄　味甘酸，微寒，有小毒。主補中益氣，止泄痢。久食令人瘦。九月至十一月食之，稍有益，他月即發五痔及諸瘡，亦不可與胡桃及菌子、木耳同食。

◎山鷄　味甘，温，有小毒。主五藏氣喘不得息者，如食法服之。然久食

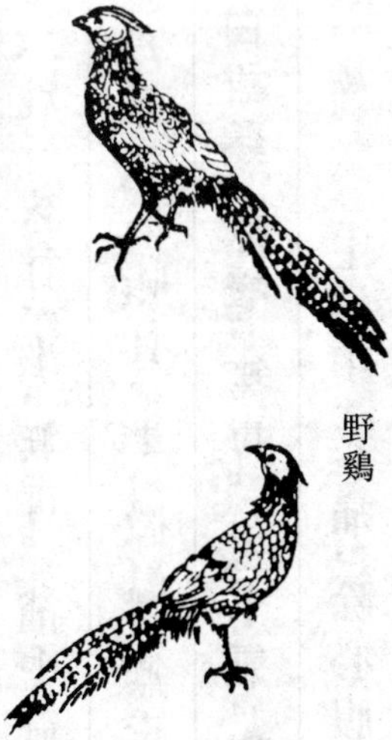

野鷄

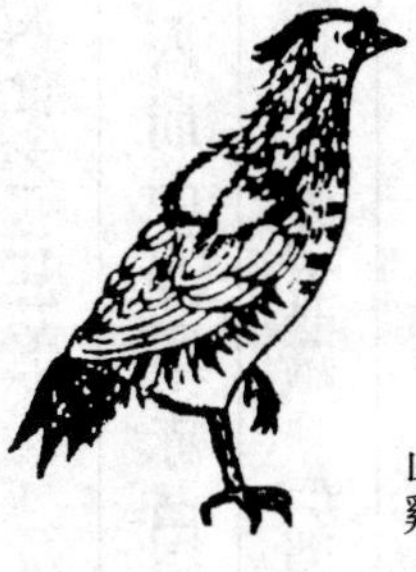

山鷄

能發五痔，與蕎麥麪同食生蟲。今遼陽有食鶏，味甚肥美；有角鶏，味尤勝諸鶏肉。

◎鴨肉　味甘，冷，無毒。補内虚，消毒熱，利水道及治小兒熱驚癎。野鴨，味甘，微寒，無毒。補中益氣，消食，和胃氣，治水腫。緑頭者爲上，尖尾者爲次。

◎鴛鴦　味鹹，平，有小毒。主治瘻瘡。若夫婦不和者，作羹私與食之，即相愛。

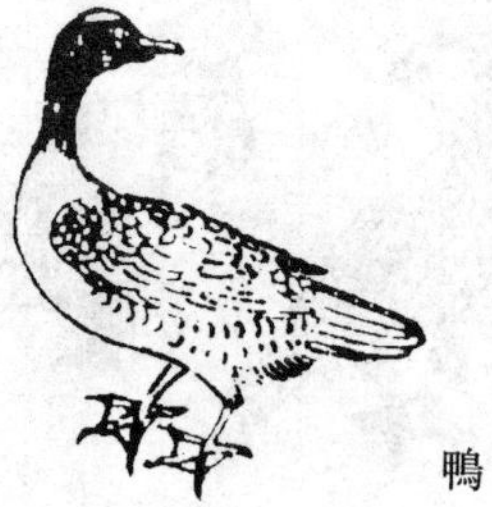
鴨

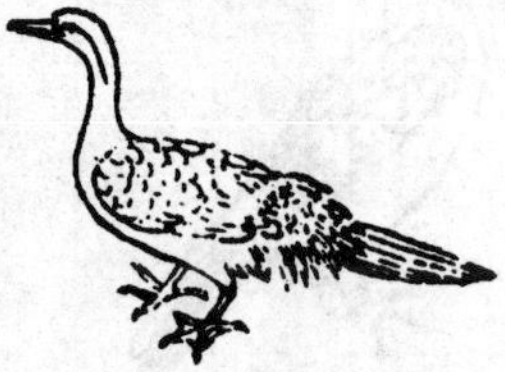
速速兒

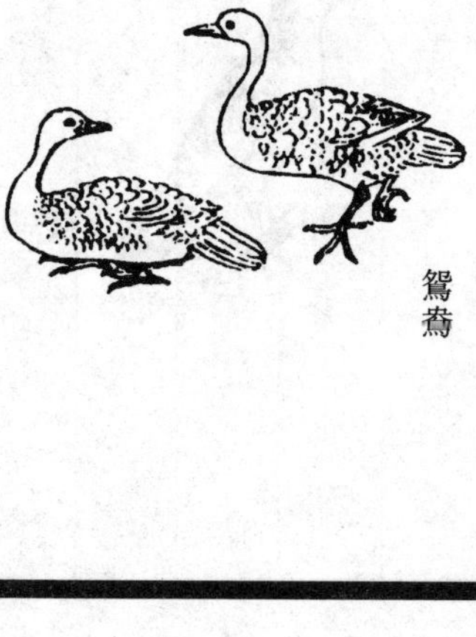
鴛鴦

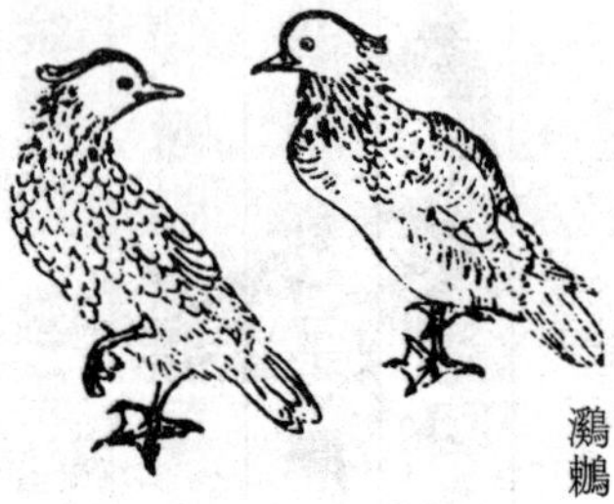
鸂鶒

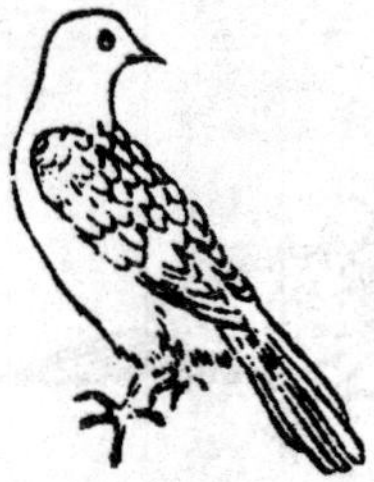
鵓鴿

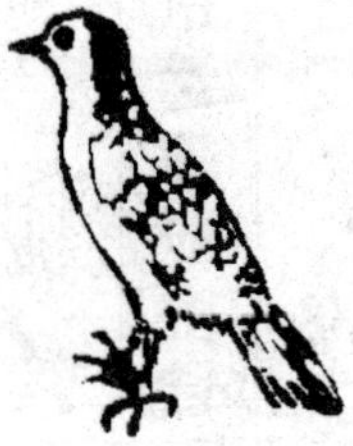
鳩

◎鸂鶒　味甘，平，無毒。治驚邪。

◎鵓鴿　味鹹，平，無毒。調精益氣，解諸毒藥。

◎鳩肉　味甘，平，無毒。安五藏，益氣明目，療癰腫，排膿血。

◎鴇肉　味甘，平，無毒。補益人。其肉粗味美。

◎寒鴉　味酸鹹，平，無毒。主瘦病，止咳嗽，骨蒸羸弱者。

◎鶴鶉　味甘，温平，無毒。益氣，補五藏，實筋骨，耐寒暑，消結熱。酥煎食之，令人肥下焦。四月以前未可食。

◎雀肉　味甘，無毒，性熱。壯陽道，令人有子。冬月者良。

◎蒿雀　味甘，温，無毒。食之益陽道，美于諸雀。

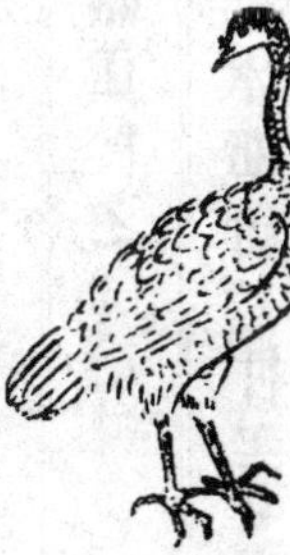
鴇

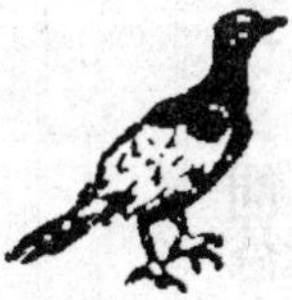
寒鴉

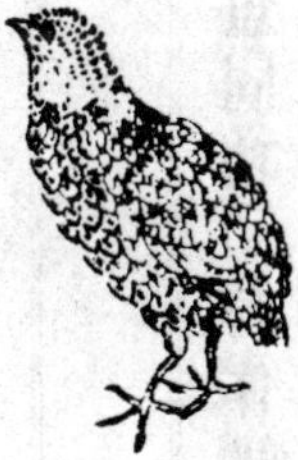
鵪鶉

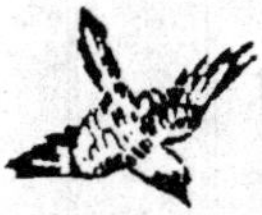
雀

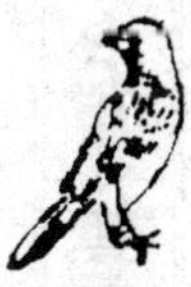

魚品

◎鯉魚　味甘，寒，有毒。主咳逆上氣，黄疸，止渴，安胎。治水腫，脚氣。天行病後不可食，有宿瘕者不可食。

◎鯽魚　味甘，温平，無毒。調中，益五藏。和蓴菜作羹食良，患腸風、痔瘻

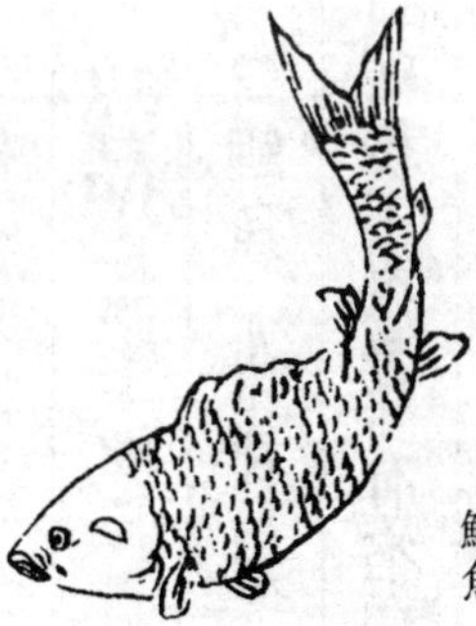
鯉魚

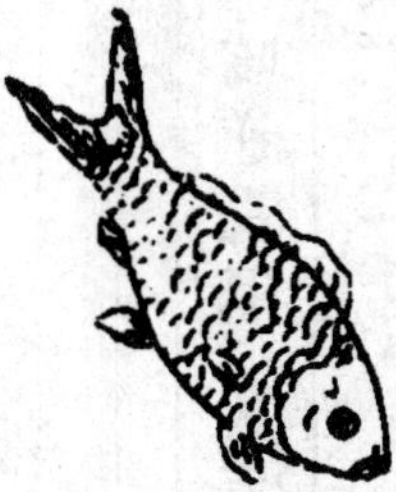
鯽魚

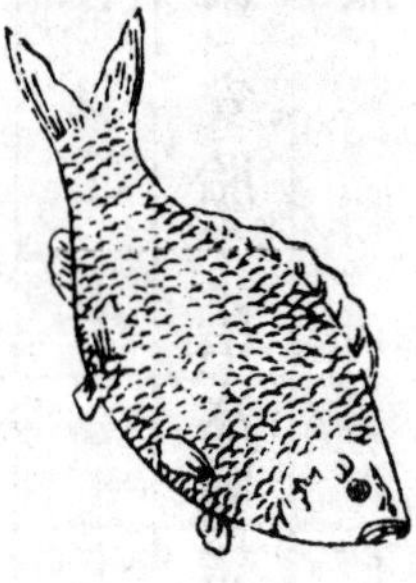
魴魚

下血宜食之。

◎魴魚　甘，温平，無毒。補益與鯽魚同功。若作鱠食，助脾胃。不可與痔痢人食。

◎白魚　味甘，平，無毒。開胃下食，去水氣。久食發病。

◎黄魚　味甘，有毒。發風動氣，不可與蕎麵同食。

◎青魚　味甘，平，無毒。南人作鮓。不可與芫荽、麵醬同食。

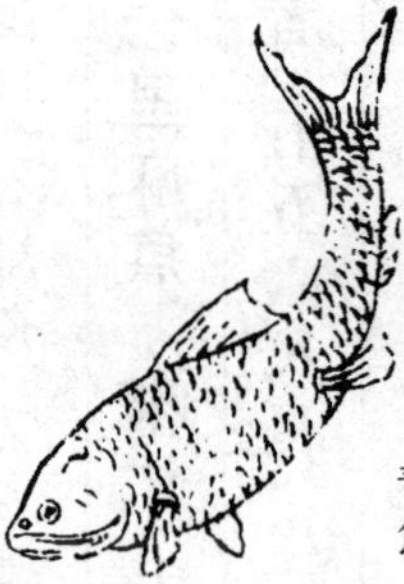
青魚

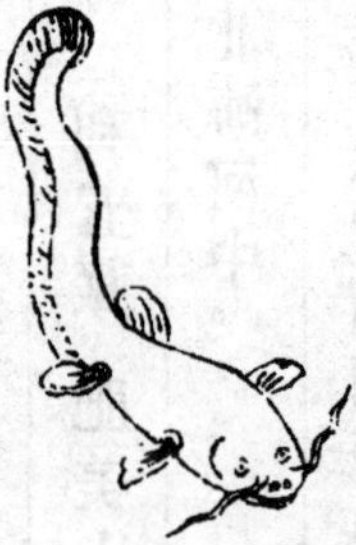
鮎魚

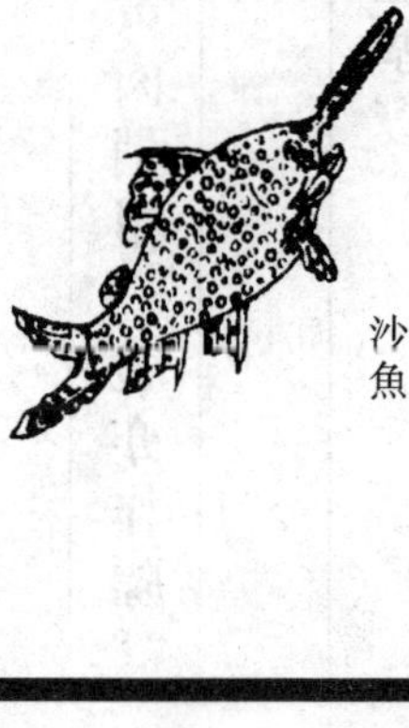
沙魚

◎鮎魚　味甘，寒，有毒。勿多食，目赤、鬚赤者，不可食。

◎沙魚　味甘鹹，無毒。主心氣鬼疰、蠱毒、吐血。

◎鱓魚　味甘，平，無毒。主濕痺。天行病後，不可食。

◎鮑魚　味腥臭，無毒。主墜蹶踠折瘀血，痺在四肢不散者，及治婦人崩血不止。

◎河豘魚　味甘，温。主補虚，去濕氣，治腰、脚、痔等疾。

◎石首魚　味甘，無毒。開胃益氣。乾而味鹹者，名爲鮝。

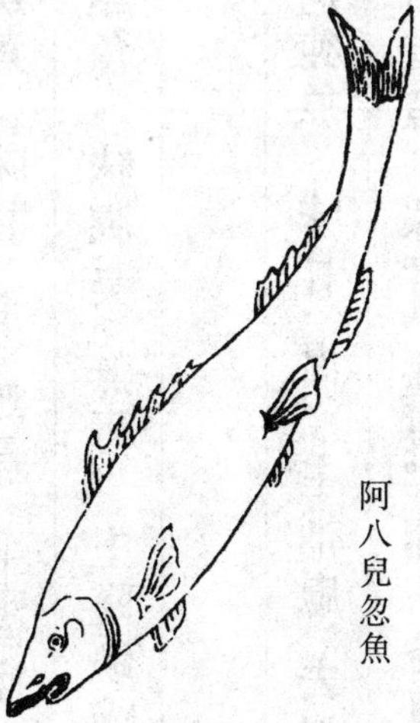
阿八兒忽魚

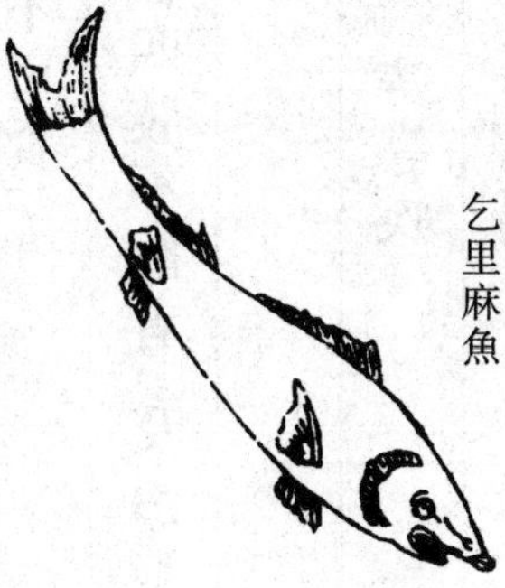
乞里麻魚

◎阿八兒忽魚　味甘，平，無毒。利五藏，肥美人，多食難克化，脂黄肉粗，無鱗，骨止有脆骨。胞可作膘膠，甚粘。膘與酒化服之，消破傷風。其魚大者有一二丈長，一名鱘魚，又名鱣魚。生遼陽東北海河中。

◎乞里麻魚　味甘，平，無毒。利五藏，肥美人。脂黄肉稍粗。脆亦作膘。其魚大者，有五六尺長，生遼陽東北海河中。

◎鱉肉　味甘，平，無毒。下氣，除骨節間勞熱結實壅塞。

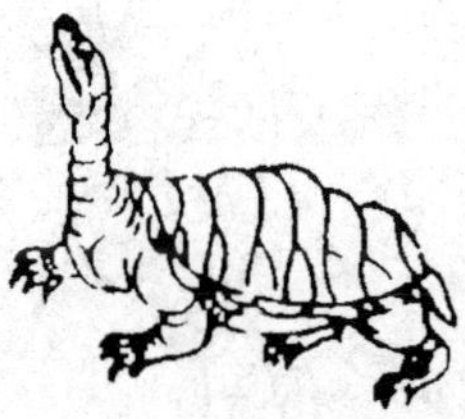
鱉

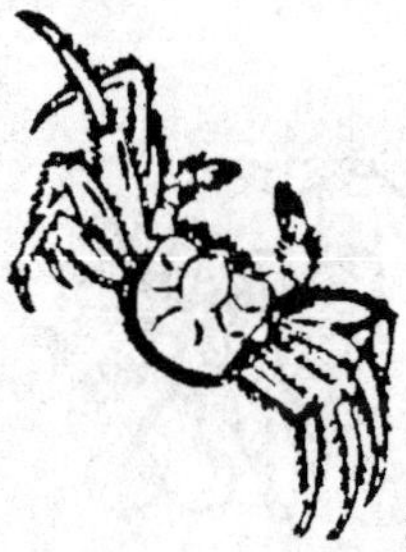
蟹

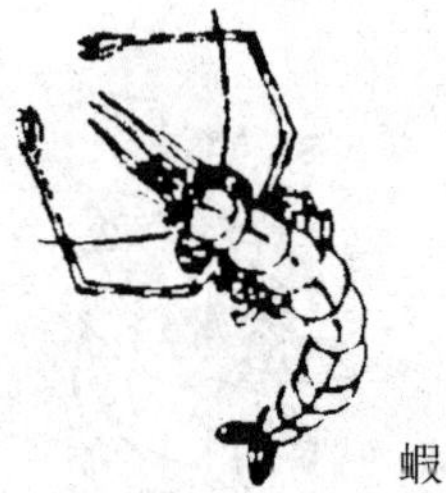
蝦

◎蟹　味鹹，有毒。主胸中邪熱結痛，通胃氣，調經脉。

◎蝦　味甘，有毒。多食損人。無鬚者，不可食。

◎螺　味甘，大寒，無毒。治肝氣熱，止渴，解酒毒。

◎蛤蜊　味甘，大寒，無毒。潤五藏，止渴，平胃，解酒毒。

◎猬　味苦，平，無毒。理胃氣，實下焦。

◎蚌　冷，無毒。明目，止消渴，除煩，解熱毒。

◎鱸魚　平。補五藏，益筋骨，和腸胃，治水氣，食之宜人。

果品

◎桃　味辛甘，無毒。利肺氣，止咳逆上氣，消心下堅積，除卒暴擊血，破癥瘕，通月水，止痛。桃仁止心痛。

◎梨　味甘，寒，無毒。主熱嗽，止渴，疏風，利小便，多食寒中。

◎柿　味甘，寒，無毒。通耳鼻氣，補虛勞，腸澼不足，厚脾胃。

◎木瓜　味酸，溫，無毒。主濕痺邪氣，霍亂吐下，轉筋不止。

◎梅實　味酸，平，無毒。主下氣，除煩熱，安心，止痢，住渴。

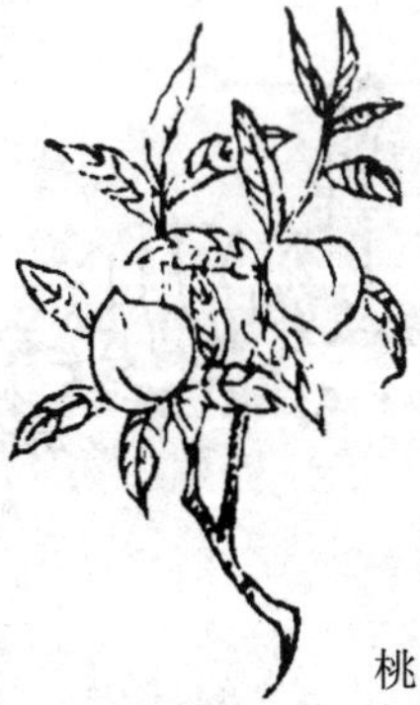
桃

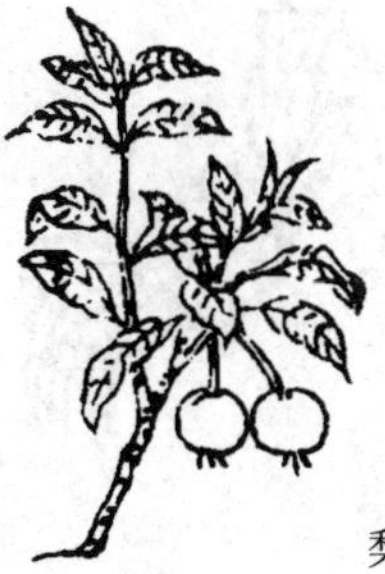
梨

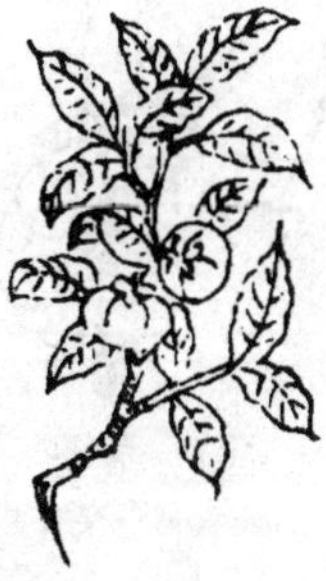
柿

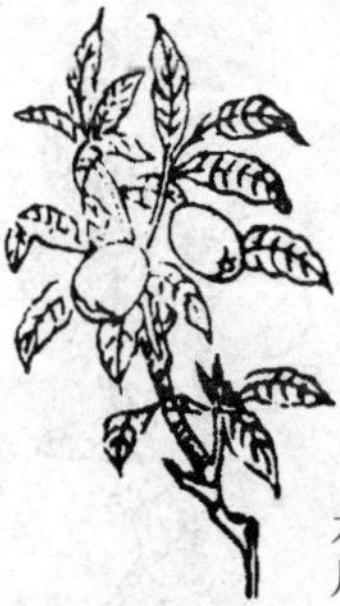
木瓜

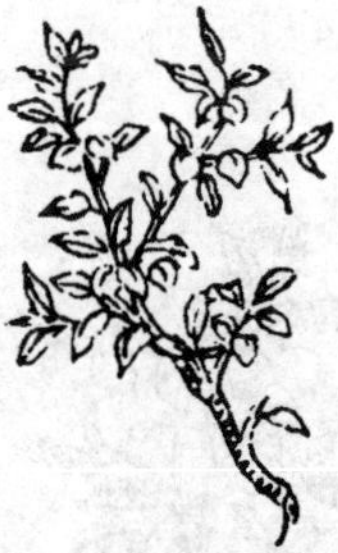
梅

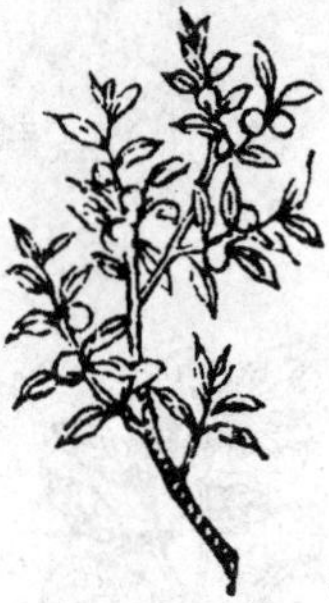
李

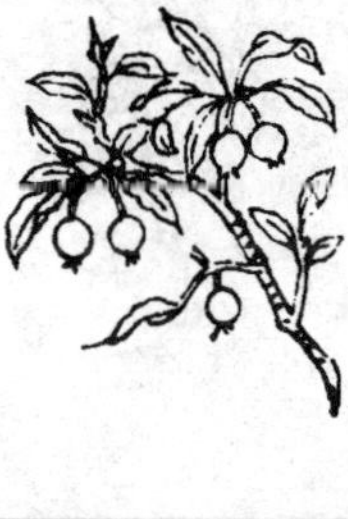
柰

◎李子　味苦，平，無毒。主僵仆，瘀血，骨痛，除痼熱，調中。

◎柰子　味苦，寒。多食令人腹脹，病人不可食。

◎石榴　味甘酸，無毒。主咽渴，不可多食，損人肺，止漏精。

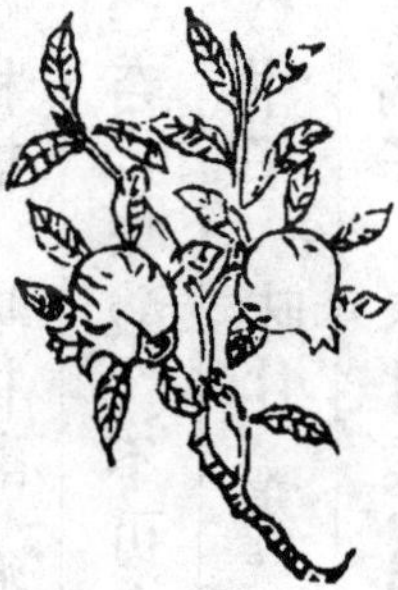
石榴

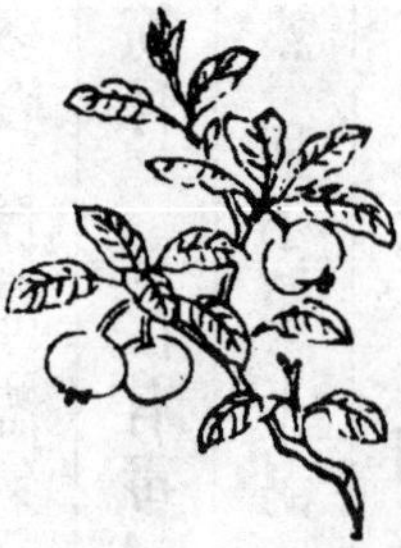
林檎

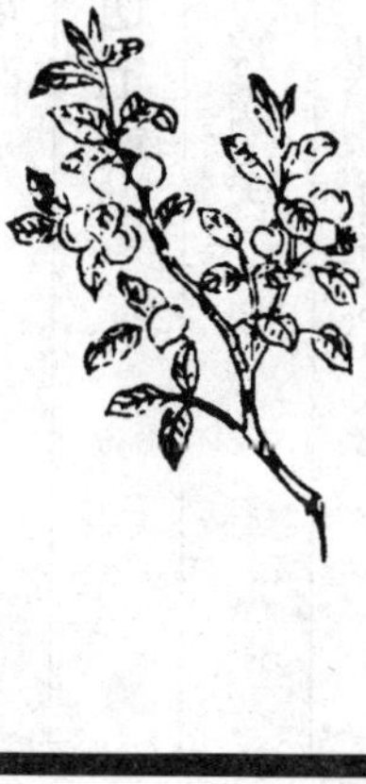
杏

◎林檎　味甘酸，温。不可多食，發熱，澀氣，令人好睡。

◎杏　味酸。不可多食，傷筋骨。杏仁有毒，主咳逆上氣。

◎柑子　味甘，寒。去腸胃熱，利小便，止渴。多食發痼疾。

◎橘子　味甘酸，温，無毒。止嘔，下氣，利水道，去胸中瘕熱。

◎橙子　味甘酸，無毒。去惡心。多食傷肝氣。皮甚香美。

◎栗　味鹹，温，無毒。主益氣，厚腸胃，補腎虚。炒食，壅人氣。

◎棗　味甘，無毒。主心腹邪氣，安中養脾，助經脉，生津液。

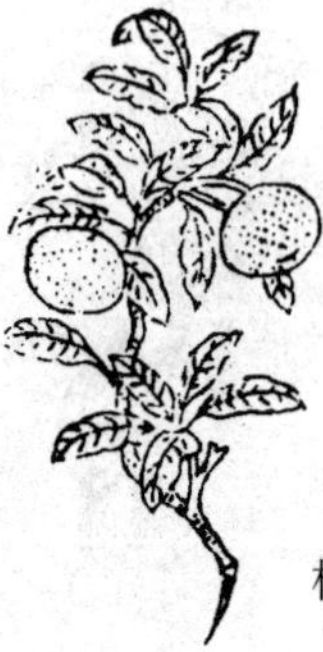
柑

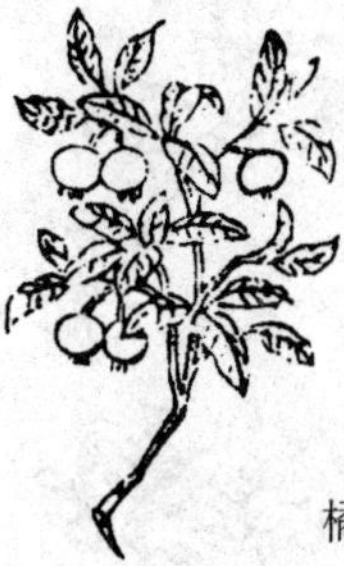
橘

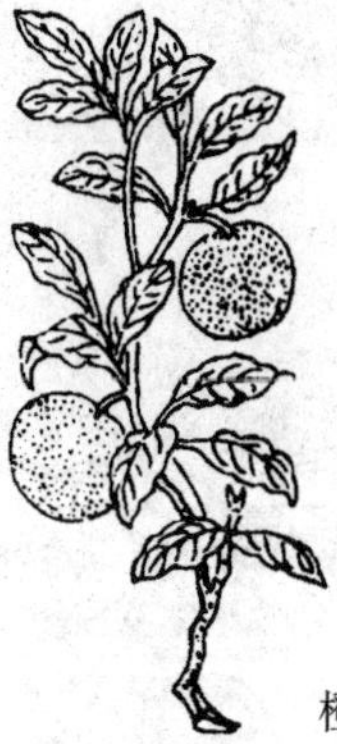
橙

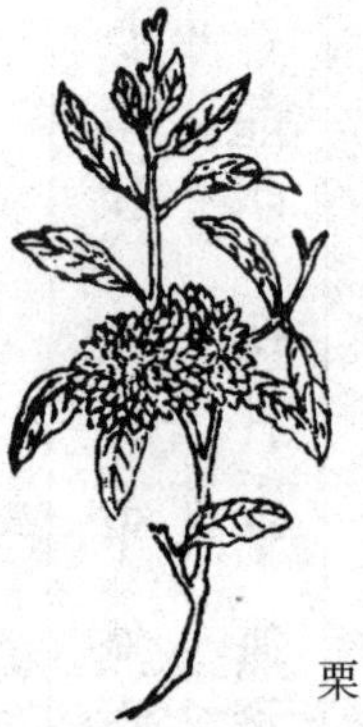

栗

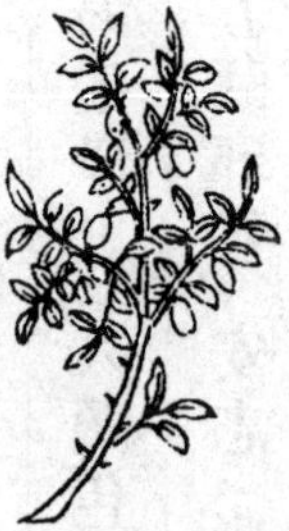

棗

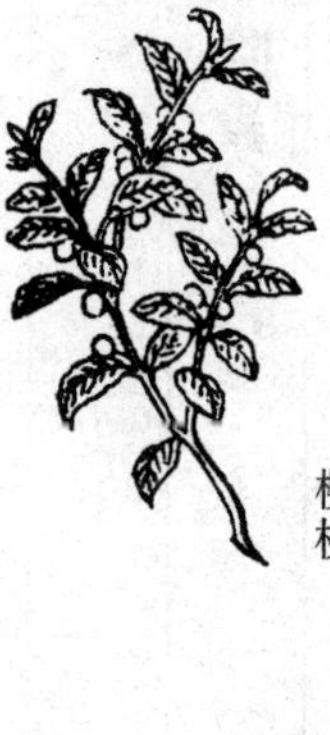

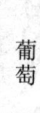

櫻桃

◎櫻桃　味甘，主調中，益脾氣，令人好顔色。暗風人忌食。

◎葡萄　味甘，無毒。主筋骨濕痺，益氣强志，令人肥健。

◎胡桃　味甘，無毒。食之令人肥健，潤肌黑髮，多食動風。

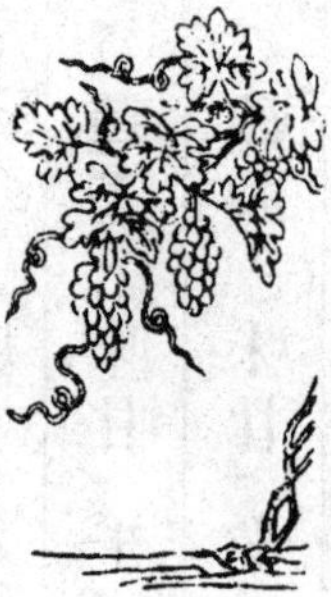

葡萄

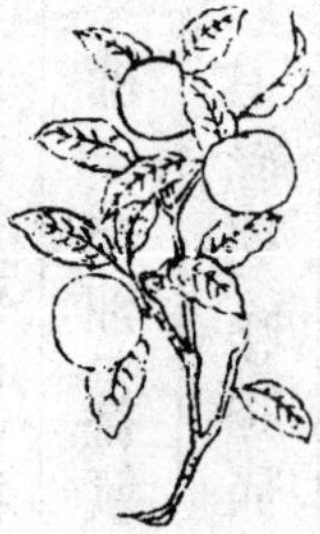

胡桃

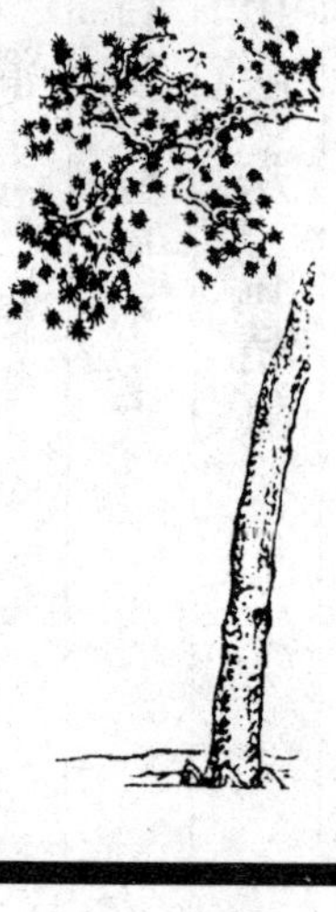

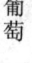

松子

◎松子　味甘，温，無毒。治諸風頭眩，散水氣，潤五藏，延年。

◎蓮子　味甘，平，無毒。補中養神，益氣，除百疾，輕身不老。

◎鷄頭　味甘，平，無毒。主濕痺，腰膝痛，補中，除疾，益精氣。

◎芰實　味甘，平，無毒。主安中，補五藏，輕身不飢。

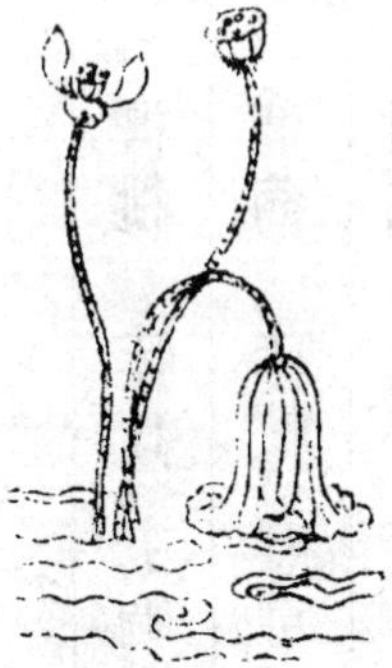
蓮子

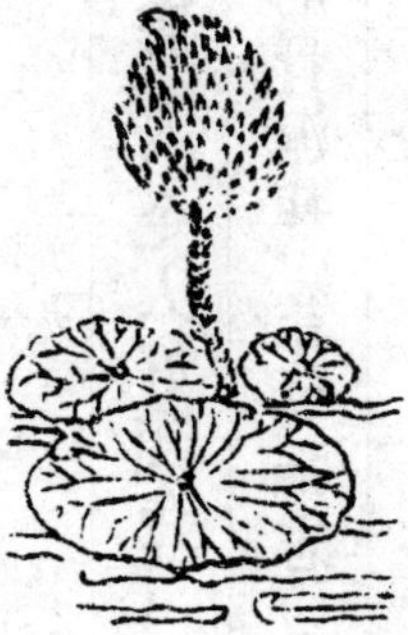
鷄頭

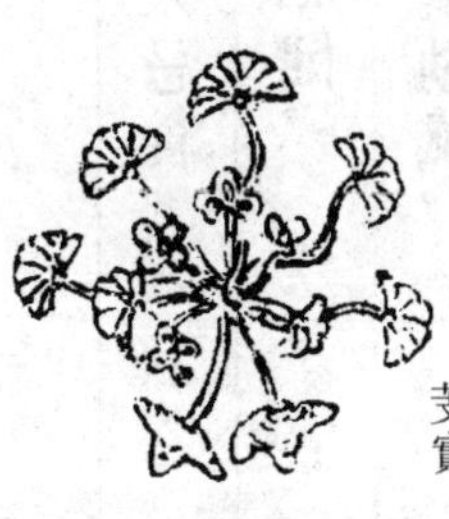
芰實

◎荔枝　味甘，平，無毒。止渴生津，益人顔色。

◎龍眼　味甘，平，無毒。主五藏邪氣，安志，厭食，除蟲，去毒。

◎銀杏　味甘苦，無毒。炒食、煮食皆可，生食發病。

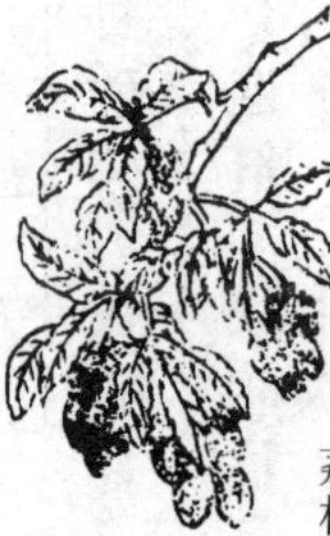

荔枝

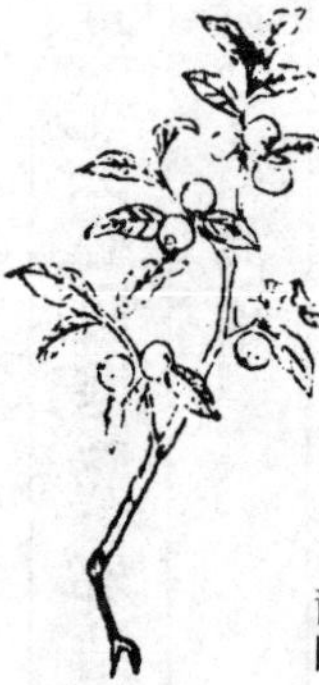

龍眼

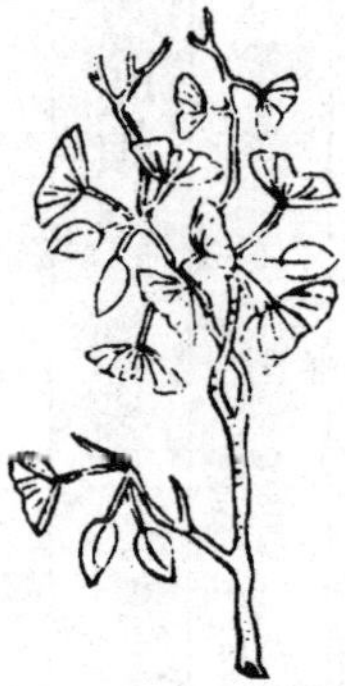

銀杏

◎橄欖　味酸甘，温，無毒。主消酒，開胃，下氣，止渴。

◎楊梅　味酸甘，温，無毒。主祛痰，止嘔，消食，下酒。

◎榛子　味甘，平，無毒。益氣力，寬腸胃，健行，令人不飢。

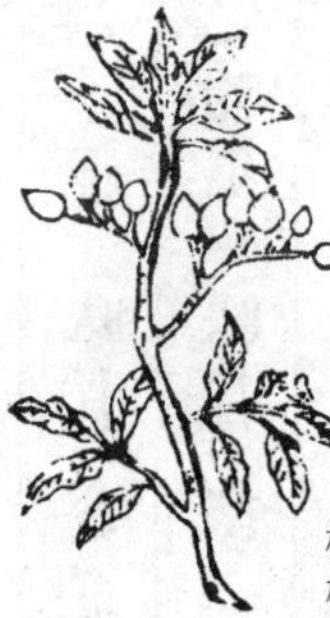

橄欖

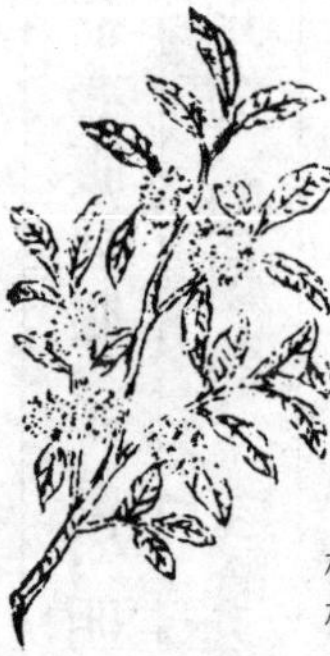

楊梅

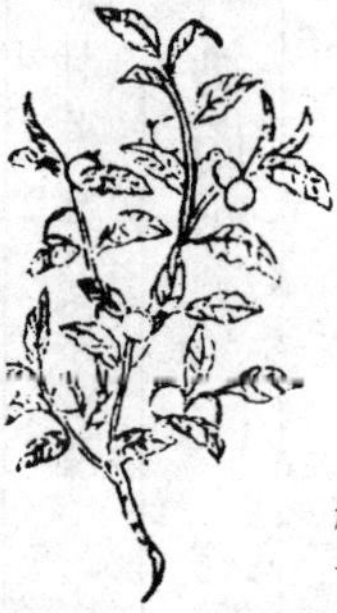

榛子

◎榧子　味甘，無毒。主五痔，去三蟲，蠱毒鬼疰。

◎沙糖　味甘，寒，無毒。主心腹熱脹，止渴，明目。即甘蔗汁熬成沙糖。

◎甜瓜　味甘，寒，有毒。止渴，除煩熱。多食發冷病，破腹。

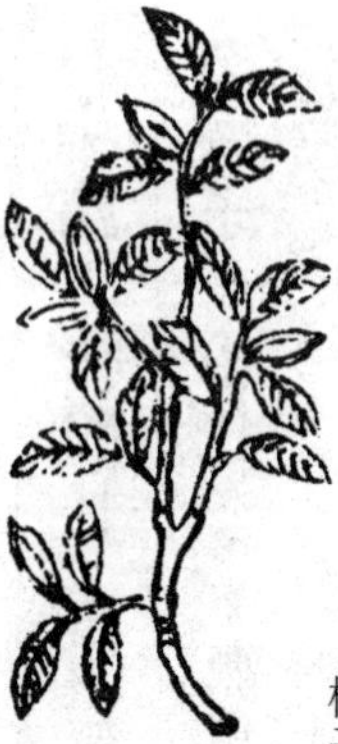
榧子

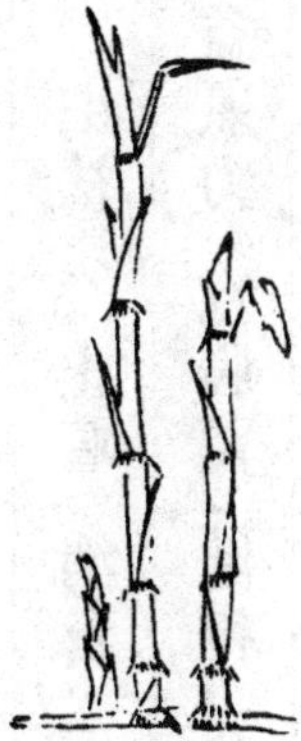
沙糖

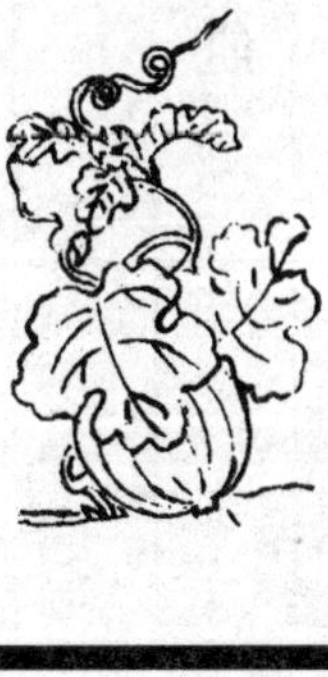
甜瓜

◎西瓜　味甘，平，無毒。主消渴，治心煩，解酒毒。

◎酸棗　味酸甘，平，無毒。主心腹寒熱，邪結氣聚，除煩。

◎海紅　味酸甘，平，無毒。治泄痢。

◎香圓　味酸甘，平，無毒。下氣，開胸膈。

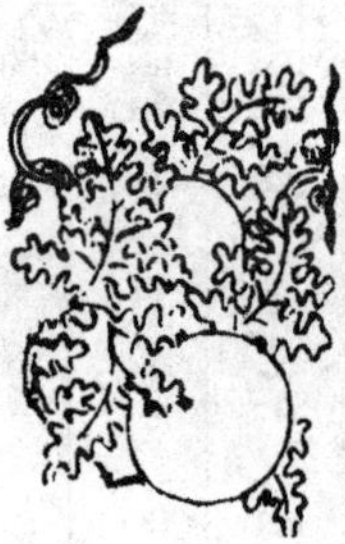

西瓜

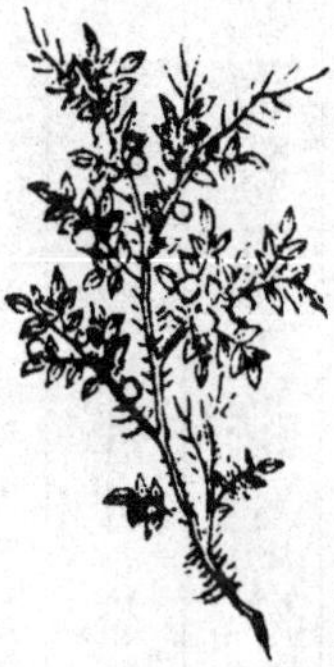

酸棗

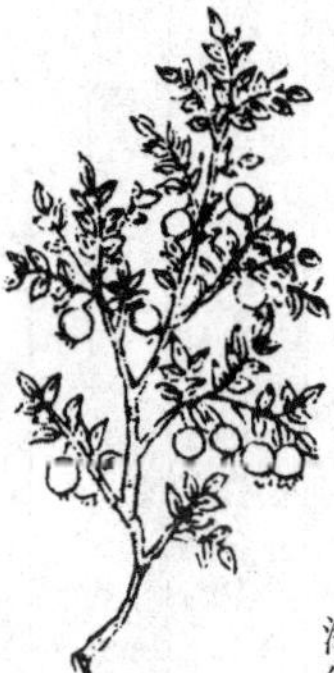

海紅

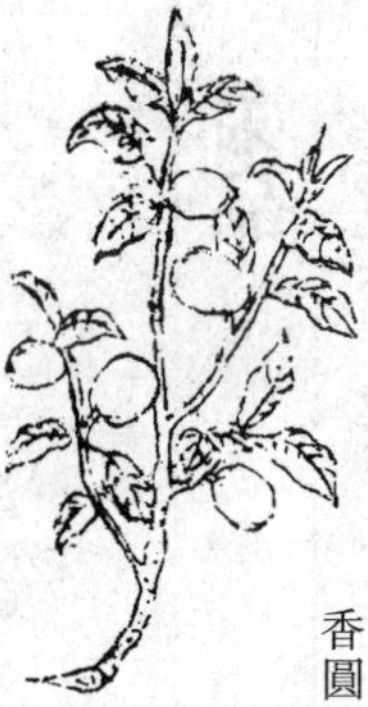

香圓

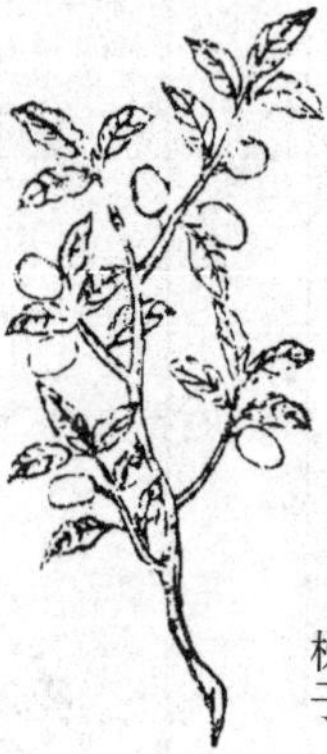

株子

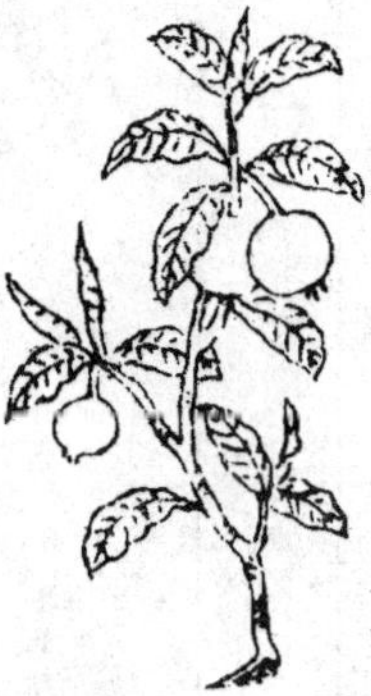

平波

◎株子　味酸甘，平，無毒，性微寒。不可多食。

◎平波　味甘，無毒。止渴生津。置衣服篋笥中，香氣可愛。

◎八檐仁　味甘，無毒。止咳下氣，消心腹逆悶。其果出回回田地。

◎必思荅 味甘，無毒。調中順氣。其果出回回田也。

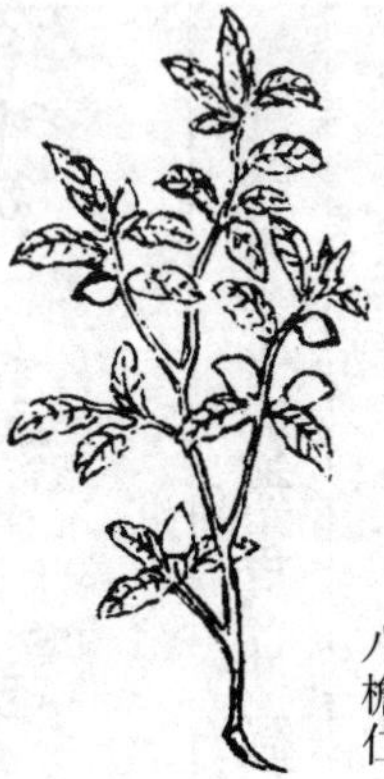
八檐仁

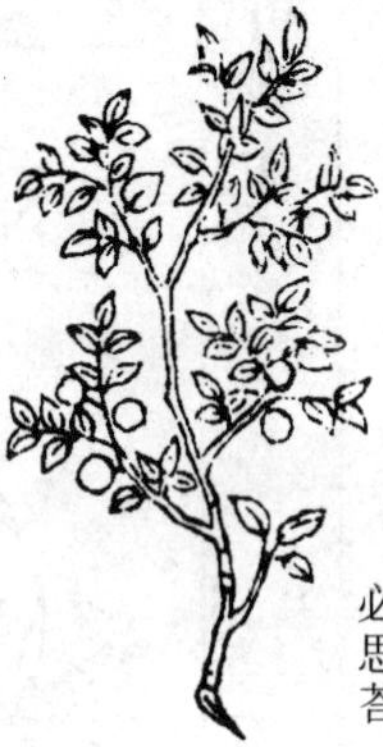
必思荅

菜品

◎葵菜 味甘，寒平，無毒。爲百菜主。治五藏六府寒熱，羸瘦，五癃，利小便，療婦人乳難。

◎蔓菁 味苦，温，無毒。主利五藏，輕身，益氣。蔓菁子明目。

◎芫荽 味辛，温，微毒。消穀，補五藏不足，通利小便。一名胡荽。

◎芥 味辛，温，無毒。主除腎邪氣，利九竅，明目，安中。

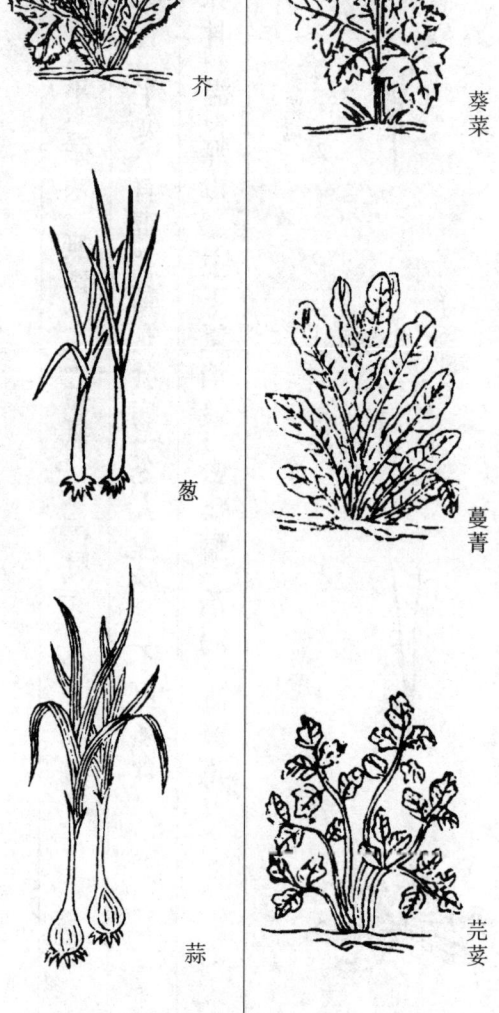

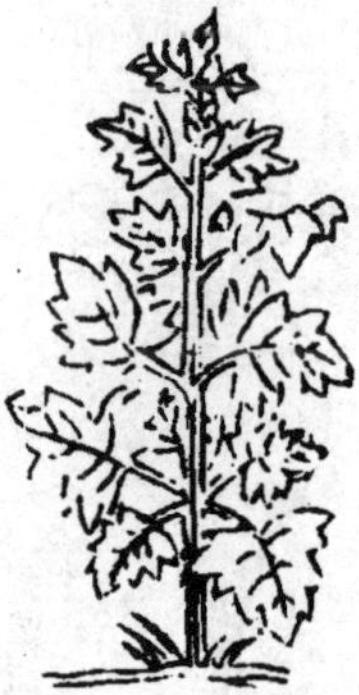

葵菜

蔓菁

芫荽

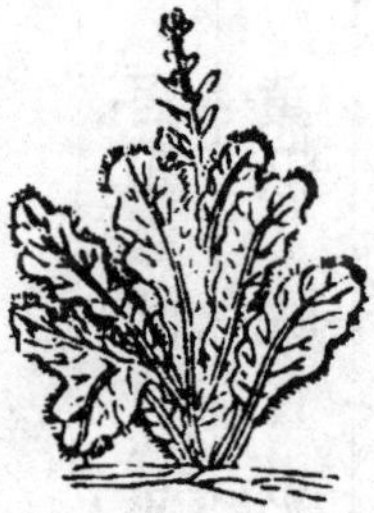

芥

葱

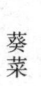

蒜

◎葱　味辛，温，無毒。主明目，補不足，治傷寒發汗，去腫。

◎蒜　味辛，温，有毒。主散癰腫，除風邪，殺毒氣。獨顆者佳。

◎韭　味辛，温，無毒。安五藏，除胃熱，下氣，補虛。可以久食。

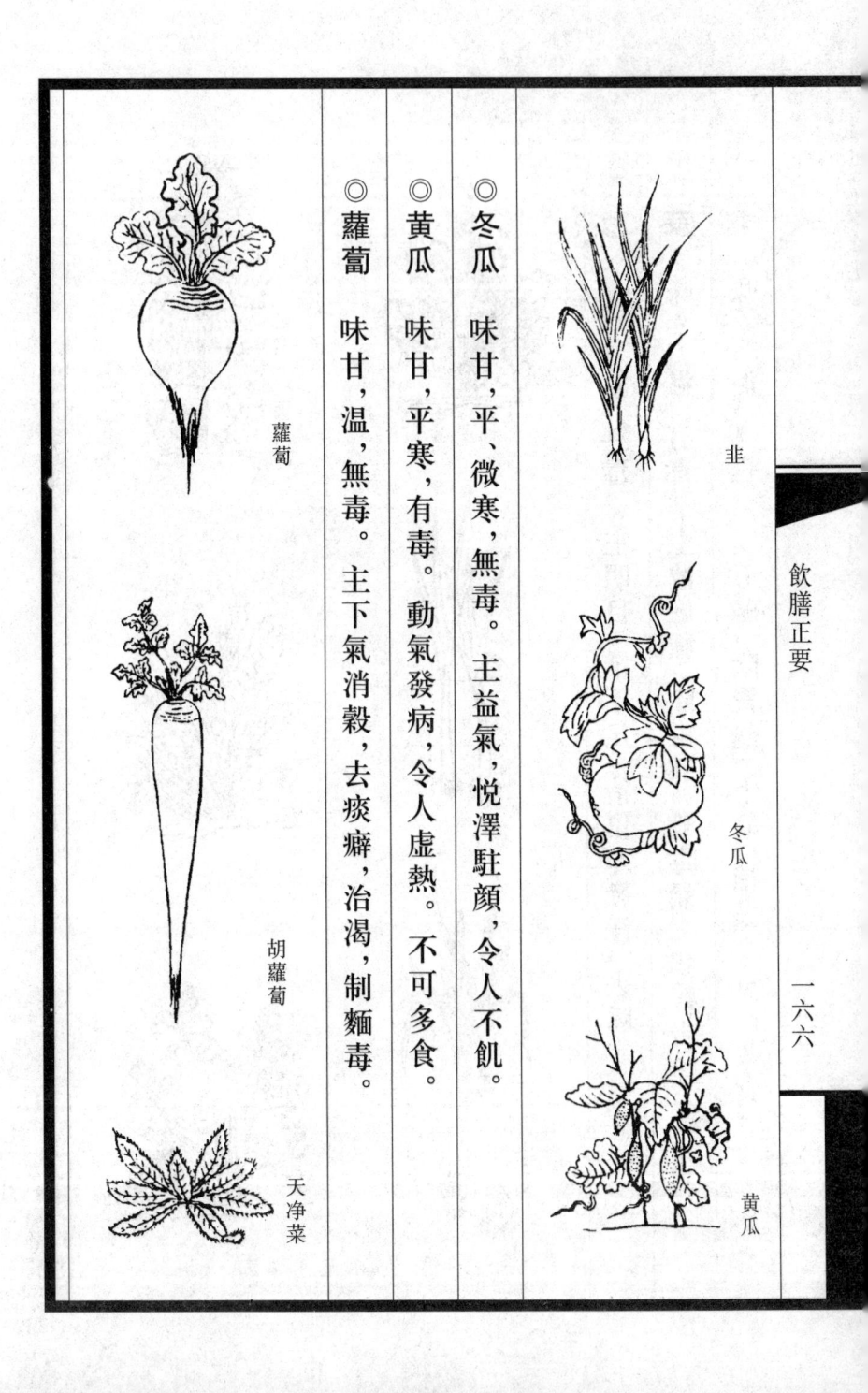

韭

冬瓜

黃瓜

◎冬瓜　味甘，平、微寒，無毒。主益氣，悦澤駐顔，令人不飢。

◎黃瓜　味甘，平寒，有毒。動氣發病，令人虛熱。不可多食。

◎蘿蔔　味甘，温，無毒。主下氣消穀，去痰癖，治渴，制麵毒。

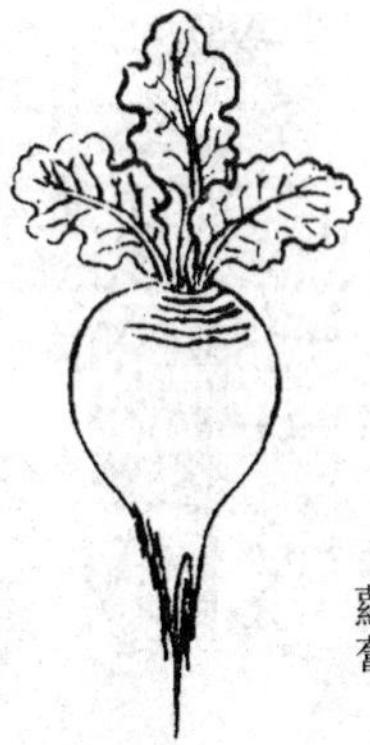
蘿蔔

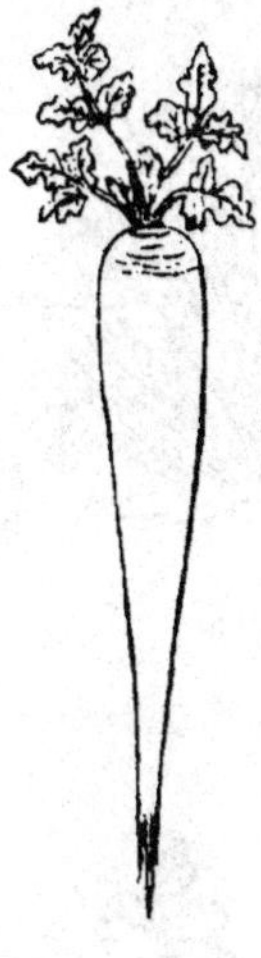
胡蘿蔔

天净菜

◎胡蘿蔔　味甘，平，無毒。主下氣，調利腸胃。

◎天净菜　味苦，平，無毒。除面目黄，强志清神，利五藏。即野苦買。

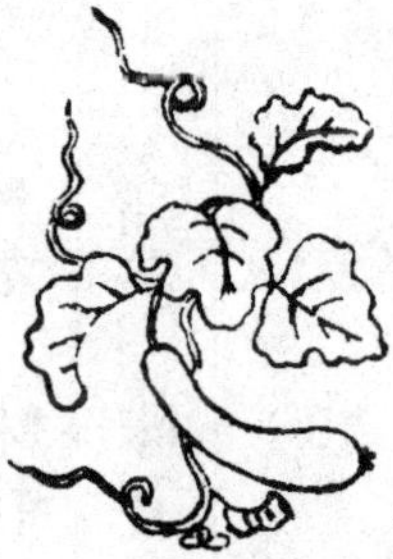
瓠

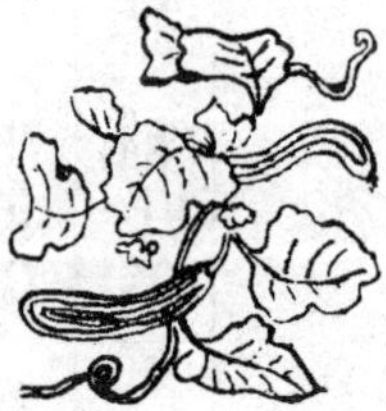
菜瓜

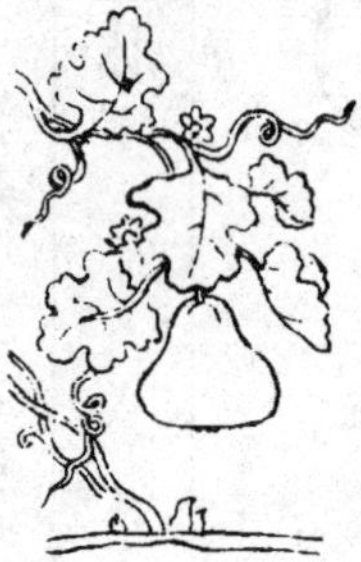
葫蘆

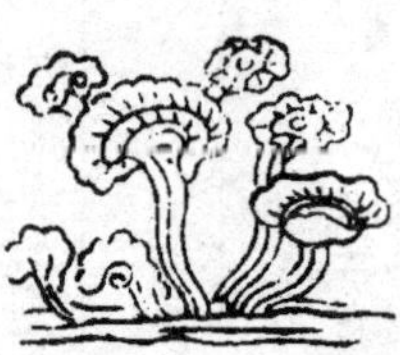
蘑菰

◎瓠　味苦，寒，有毒。主面目四肢浮腫，下水。多食令人吐。

◎菜瓜　味甘，寒，有毒。利腸胃，止煩渴。不可多食。即稍瓜。

◎葫蘆　味甘，平，無毒。主消水腫，益氣。

◎蘑菰　味甘，寒，有毒。動氣發病。不可多食。

◎菌子　味苦，寒，有毒。發五藏風壅經脉，動痔病，令人昏悶。

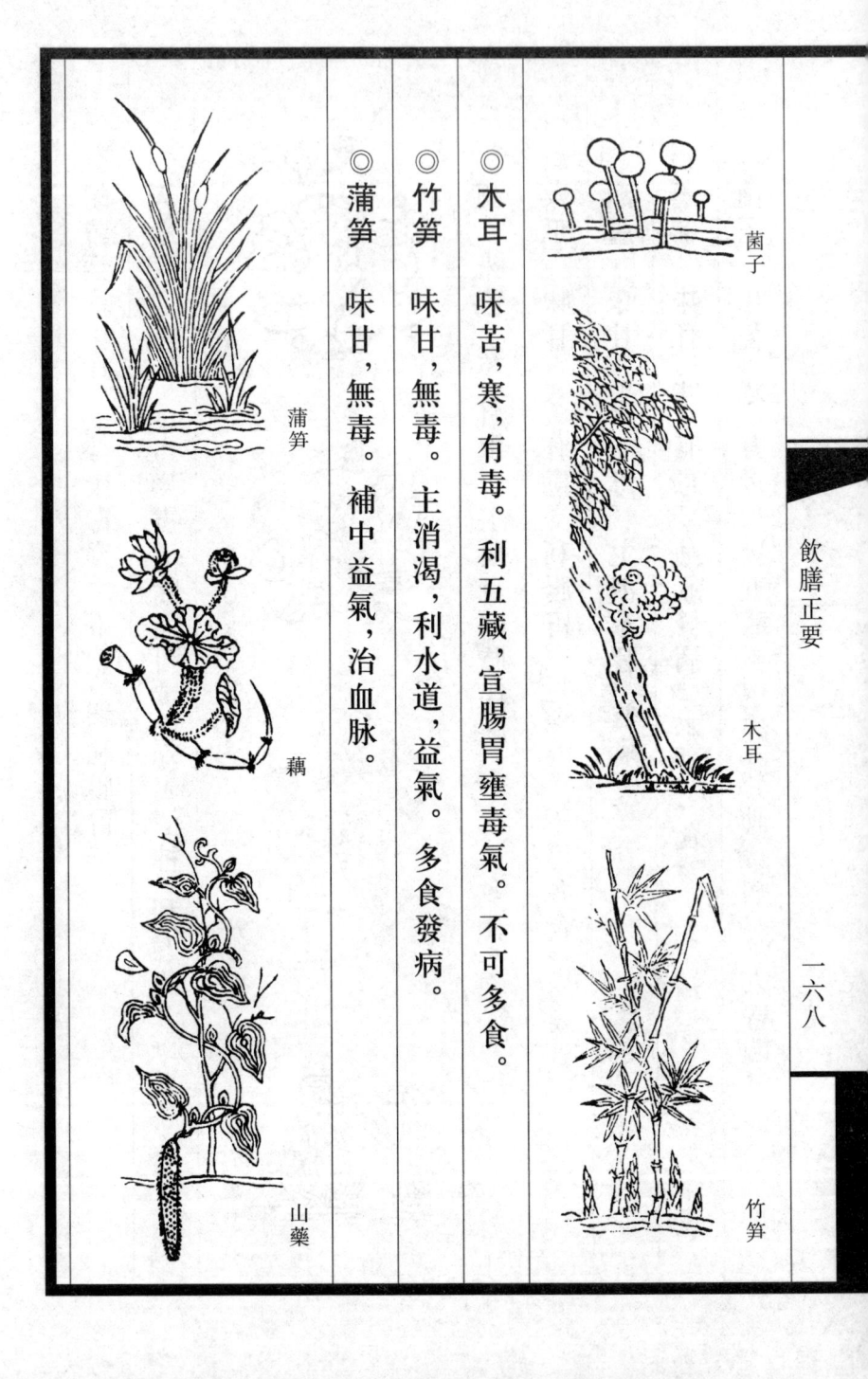

菌子

木耳

竹笋

◎木耳　味苦，寒，有毒。利五藏，宣腸胃壅毒氣。不可多食。

◎竹笋　味甘，無毒。主消渴，利水道，益氣。多食發病。

◎蒲笋　味甘，無毒。補中益氣，治血脉。

蒲笋

藕

山藥

◎藕　味甘，平，無毒。主補中，養神，益氣，除百疾，消熱渴，散血。

◎山藥　味甘，温，無毒。補中益氣，治風眩，止腰痛，壯筋骨。

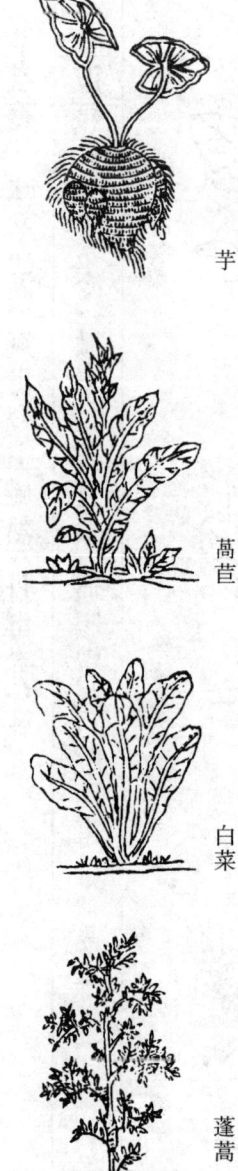

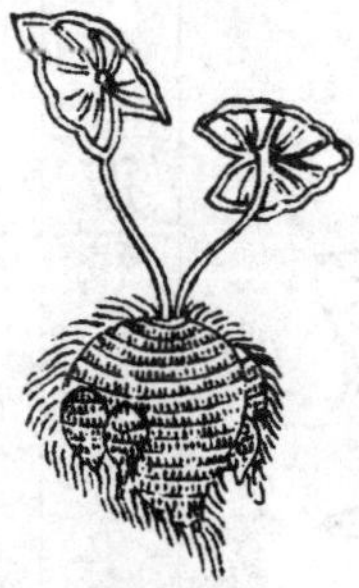
芋

萵苣

白菜

蓬蒿

◎芋　味辛，平，有毒。寬腸胃，充肌膚，滑中。野芋不可食。

◎萵苣　味苦，冷，無毒。主利五藏，開胸膈壅氣，通血脉。

◎白菜　味甘，温，無毒。主通行腸胃，除胸中煩，解酒渴。

◎蓬蒿　味甘，平，無毒。主通利腸胃，安心氣，消水飲。

◎茄子　味甘寒，有小毒。動風，發瘡及痼疾。不可多食。

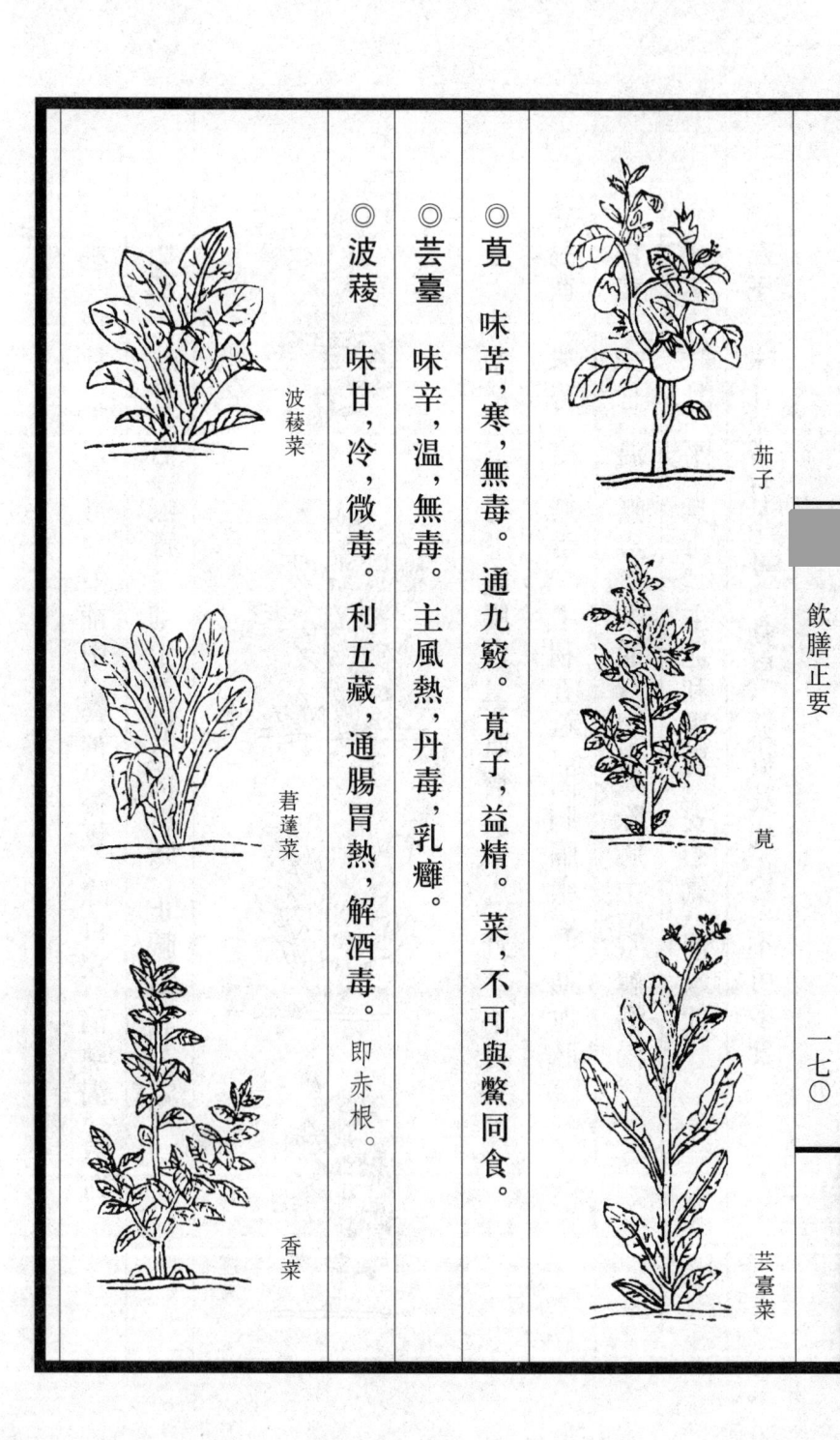

茄子

莧

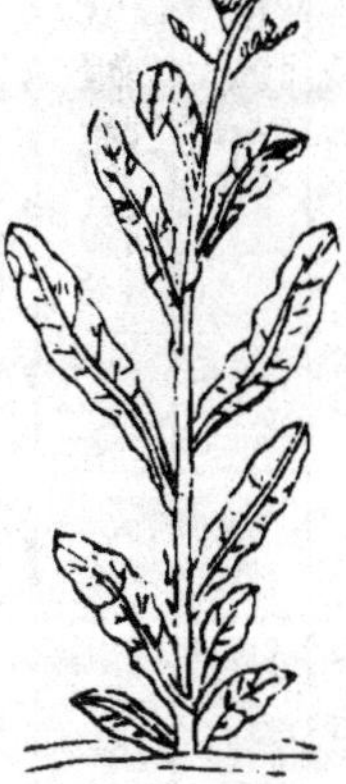
芸臺菜

◎莧　味苦，寒，無毒。通九竅。莧子，益精。菜，不可與鱉同食。

◎芸臺　味辛，温，無毒。主風熱，丹毒，乳癰。

◎波稜　味甘，冷，微毒。利五藏，通腸胃熱，解酒毒。即赤根。

波稜菜

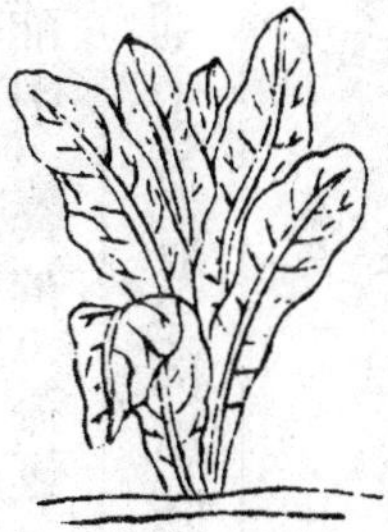
莙蓬菜

香菜

◎莙薘　味甘，寒，無毒。調中下氣，去頭風，利五藏。

◎香菜　味辛，平，無毒。與諸菜同食，氣味香，辟腥。

◎蓼子　味辛，温，無毒。主明目，温中，耐風寒，下水氣。

◎馬齒　味酸，寒，無毒。主青盲白瞖，去寒熱，殺諸蟲。

◎天花　味甘，平，有毒。與蘑菰稍相似，未詳其性。生五臺山。

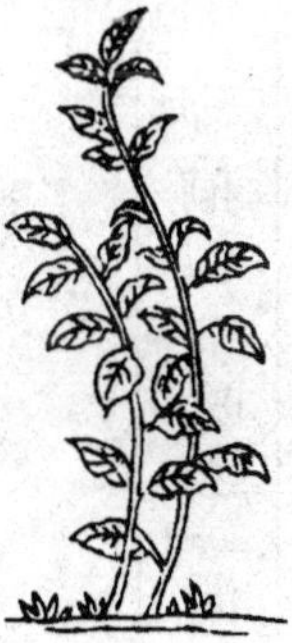
蓼子

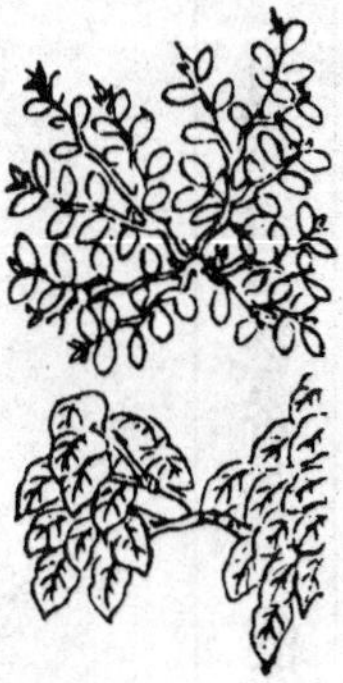
馬齒菜

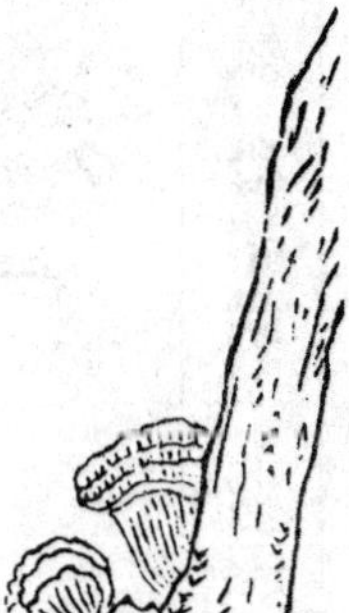
天花

◎回回葱　味辛，温，無毒。温中，消穀，下氣，殺蟲。久食發病。

◎甘露子　味甘，平，無毒。利五藏，下氣，清神。名滴露。

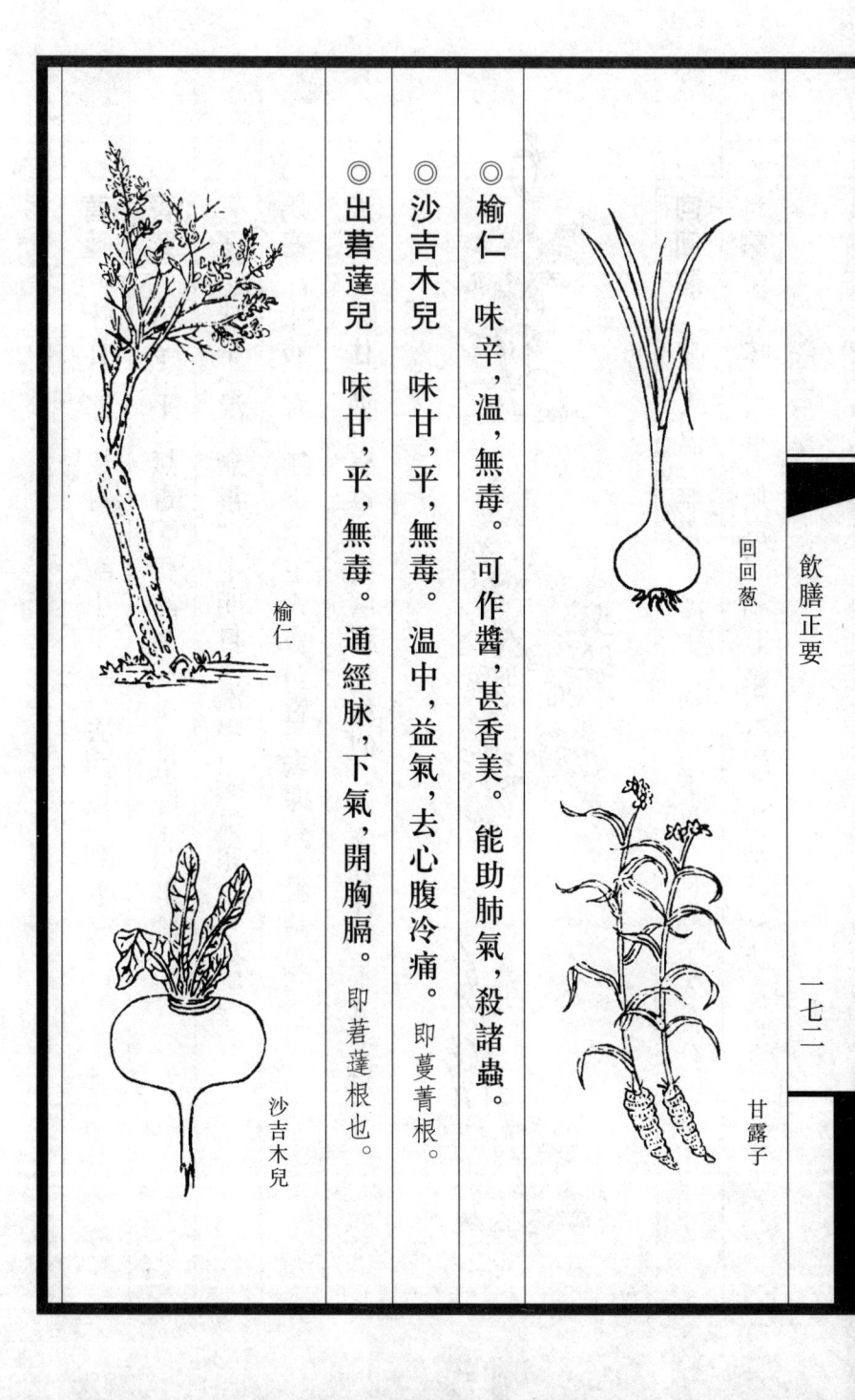

回回葱

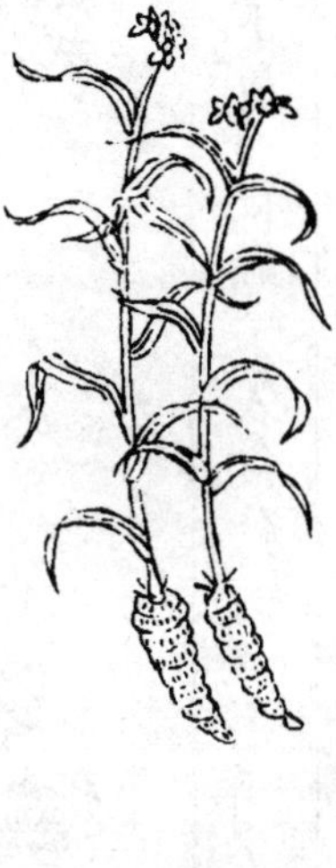

甘露子

◎榆仁　味辛，温，無毒。可作醬，甚香美。能助肺氣，殺諸蟲。

◎沙吉木兒　味甘，平，無毒。温中，益氣，去心腹冷痛。即蔓菁根。

◎出莙薘兒　味甘，平，無毒。通經脉，下氣，開胸膈。即莙薘根也。

榆仁

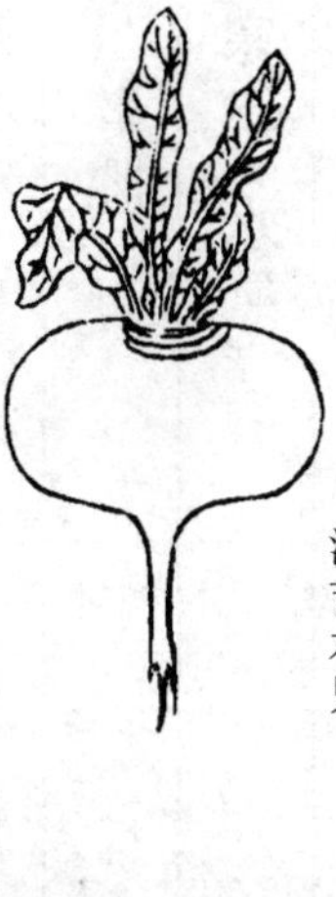

沙吉木兒

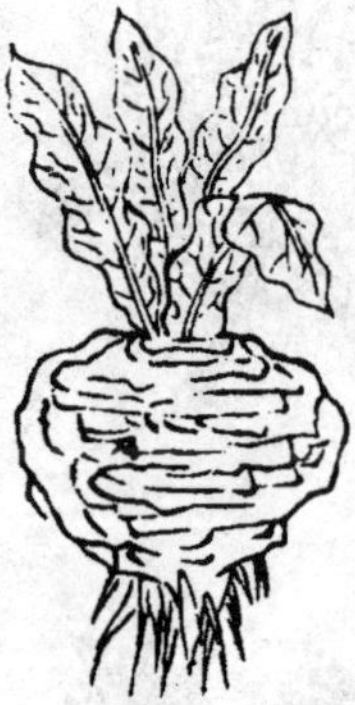

出著蓬兒

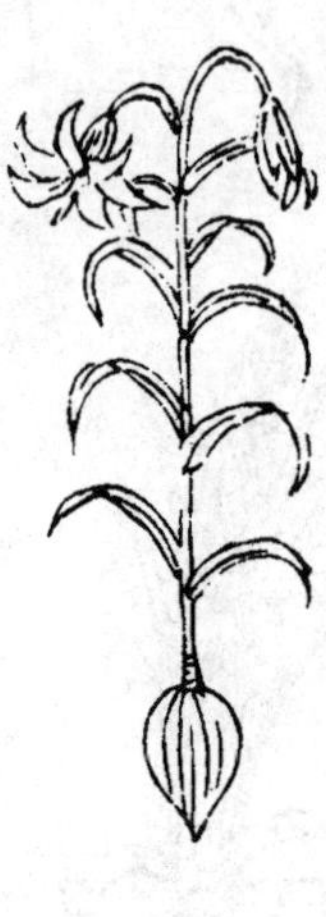

山丹根

◎山丹根　味甘，平，無毒。主邪氣腹脹，除諸瘡腫。一名百合。

◎海菜　味鹹，寒，微腥，無毒。主癭瘤，破氣核、癰腫。勿多食。

◎蕨菜　味苦，寒，有毒。動氣發病，不可多食。

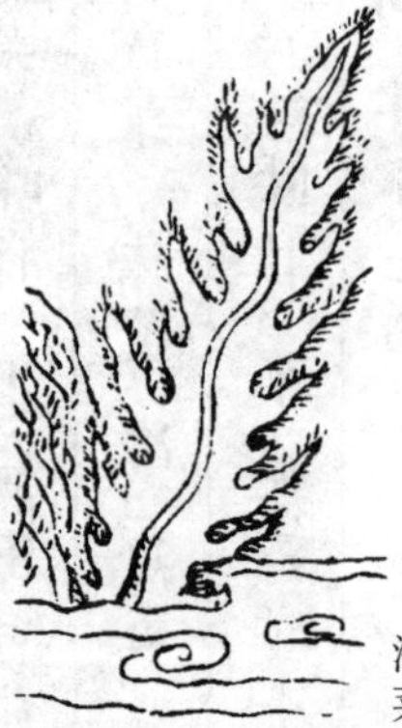

海菜

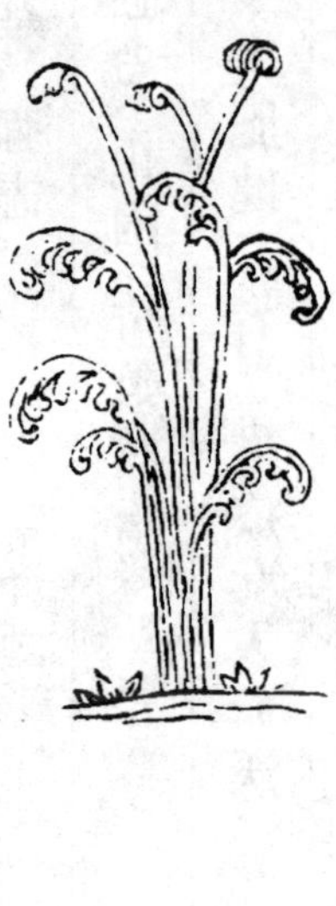

蕨菜

◎薇菜　味甘，平，無毒。益氣，潤肌，清神，强志。

◎苦買菜　味苦，冷，無毒。治面目黄，强力，止困，可敷諸瘡。

◎水芹　味甘，平，無毒。主養神益氣，令人肥健，殺藥毒，療女人赤沃。

料物性味

◎胡椒　味辛，温，無毒。主下氣，除藏府風冷，去痰，殺肉毒。

◎小椒　味辛，熱，有毒。主邪氣咳逆，温中，下冷氣，除濕痺。

◎良薑　味辛，温，無毒。主胃中冷逆，霍亂，腹痛，解酒毒。

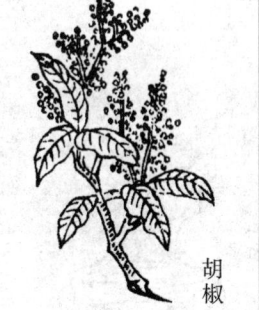

胡椒

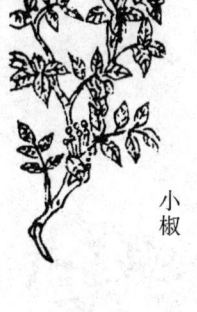

小椒

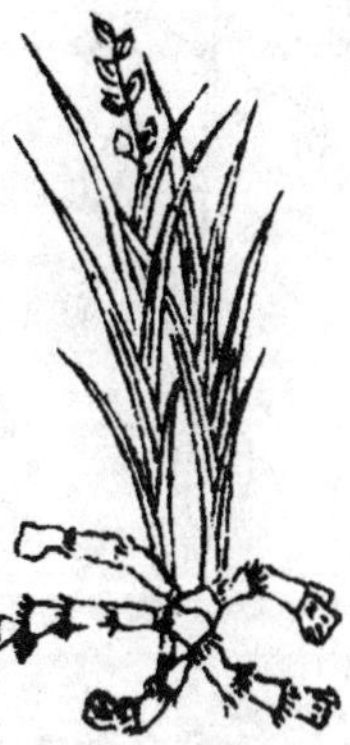
良薑

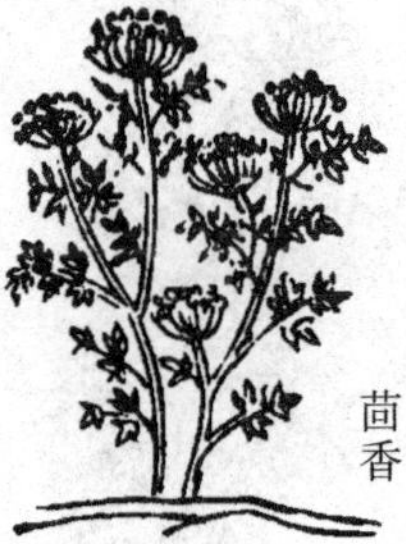
茴香

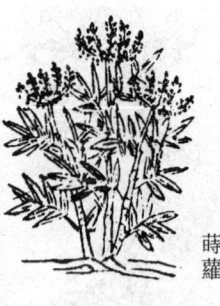

蒔蘿

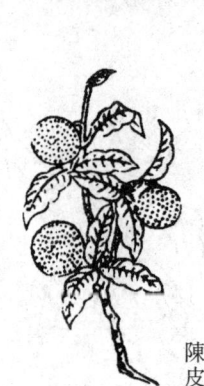

陳皮

◎茴香　味甘，温，無毒。主膀胱、腎經冷氣，調中止痛，住嘔。

◎蒔蘿　味辛，温，無毒。健脾開胃，温中，補水藏，殺魚、肉毒。

◎陳皮　味甘，平，無毒。止消渴，開胃氣，下痰，破冷積。

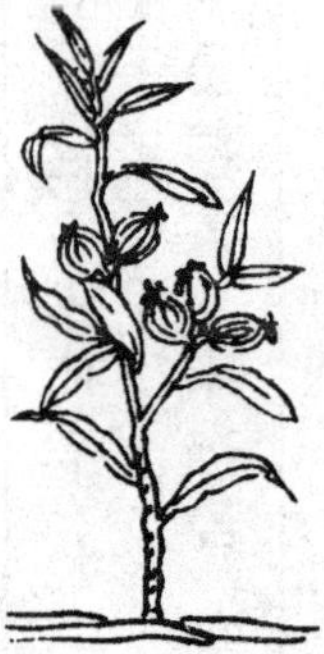
草果

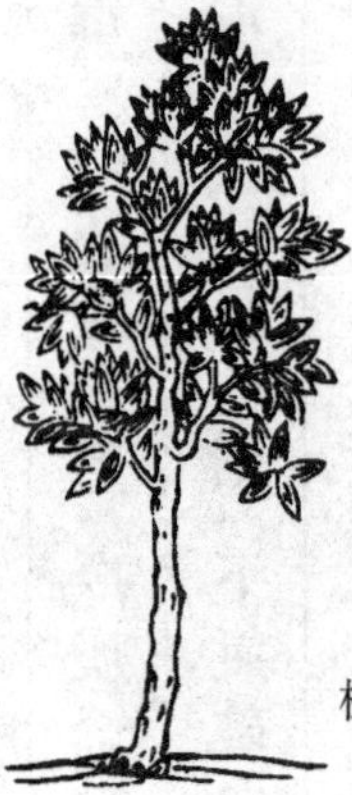
桂

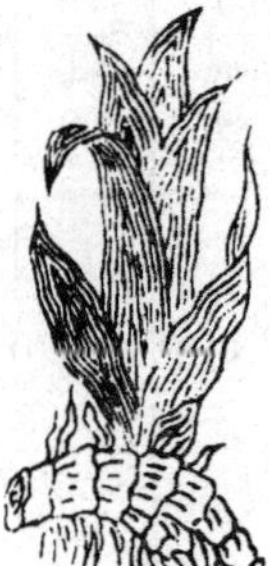
薑黃

◎草果　味辛，温，無毒。治心腹痛，止嘔，補胃，下氣，消酒毒。

◎桂　味甘辛，大熱，有毒。治心腹寒熱，冷痰，利肝肺氣。

◎薑黄　味辛苦，寒，無毒。主心腹結積，下氣破血，除風熱。

◎蓽撥　辛，温，無毒。温中下氣，補腰脚痛，消食，除胃冷。

◎縮砂　味辛，温，無毒。主虚勞冷瀉，宿食不消，下氣。

◎蓽澄茄　味辛，温，無毒。消食下氣，去心腹脹，令人能食。

◎甘草　味甘，平，無毒。和百藥，解諸毒。

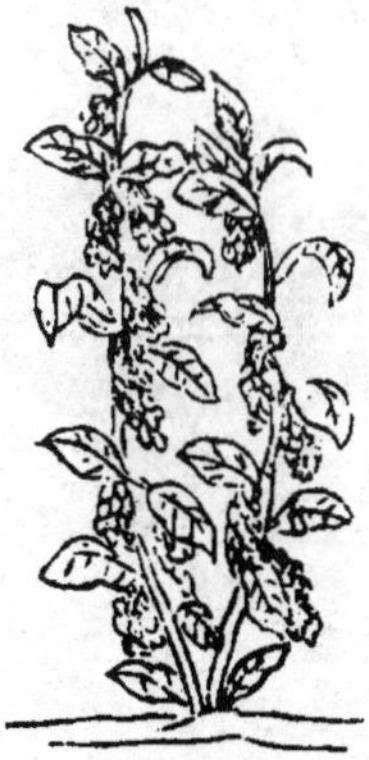

蓽撥

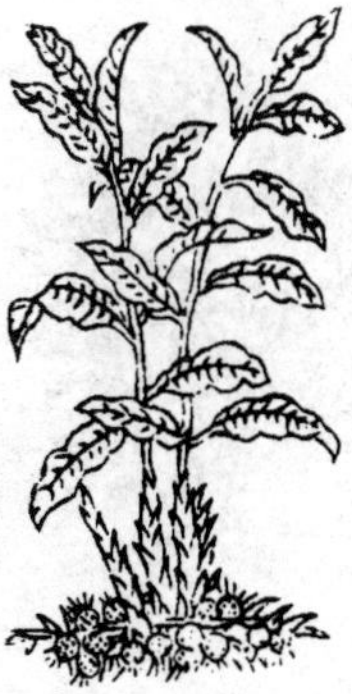

縮砂

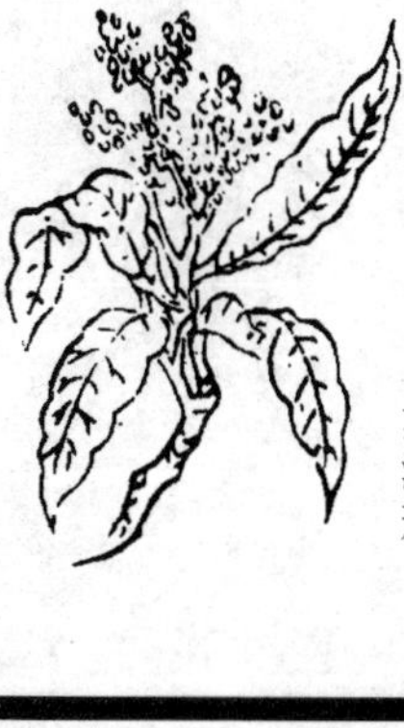

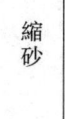

蓽澄茄

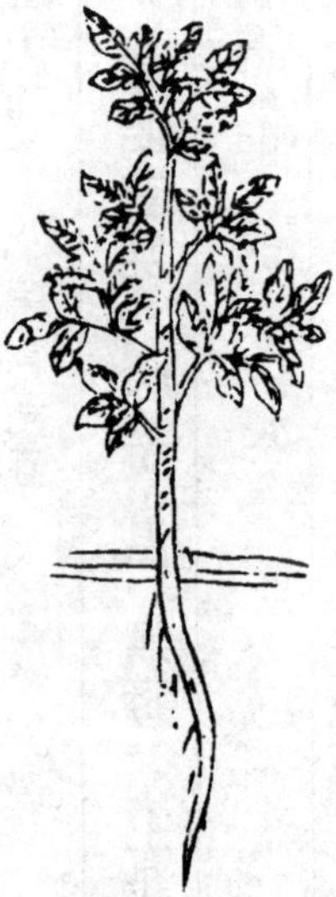
甘草

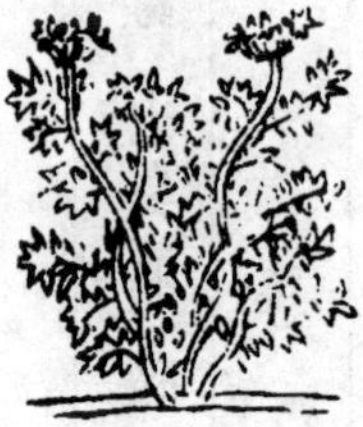
芫荽子

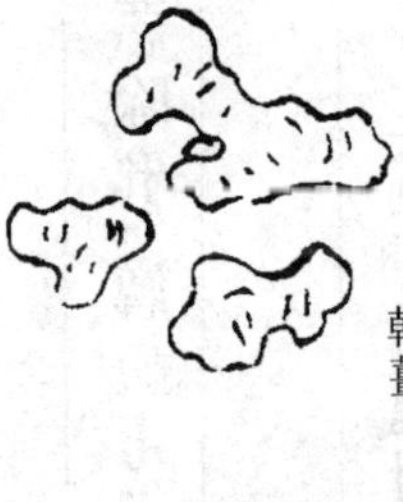
乾薑

◎芫荽子　辛，温，無毒。消食，治五藏不足，殺魚、肉毒。

◎乾薑　味辛，温熱，無毒。主胸膈咳逆，止腹痛，霍亂，脹滿。

◎生薑　味辛，微温。主傷寒頭痛，咳逆上氣，止嘔，清神。

◎五味子　味酸，温，無毒。益氣，補精，温中，潤肺、養藏强陰。

◎苦豆　味苦，温，無毒。主元藏虚冷，腹脅脹滿，治膀胱疾。

◎紅麴　味甘，平，無毒。健脾，益氣，温中。腌魚、肉内用。

◎黑子兒　味甘，平，無毒。開胃下氣。燒餅内用，極香美。

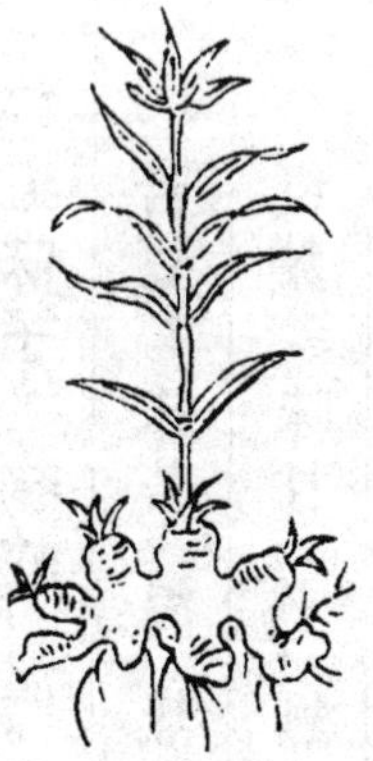
生薑

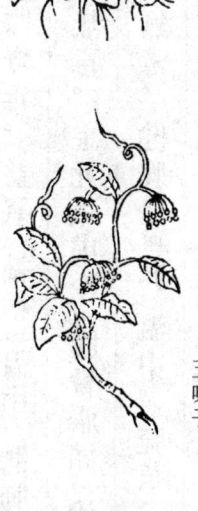

五味子

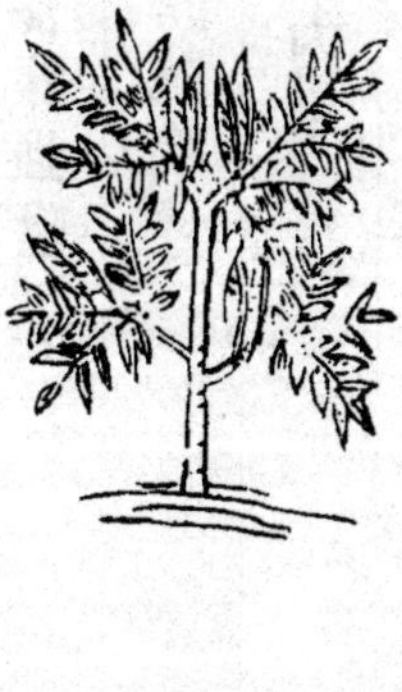
苦豆

◎馬思荅吉　味苦香，無毒。去邪惡氣，温中利膈，順氣止痛，生津解渴，令人口香。生回回地面，云是極香種類。

◎咱夫蘭　味甘，平，無毒。主心憂鬱積，氣悶不散，久食令人心喜。即是回回地面紅花，未詳是否。

◎哈昔呢　味辛，温，無毒。主殺諸蟲，去臭氣，破癥瘕，下惡除邪，解蠱毒。即阿魏。

◎穩展　味辛，温苦，無毒。主殺蟲去臭。其味與阿魏同。又云，即阿魏樹根，淹羊肉香味甚美。

◎胭脂　味辛，温，無毒。主産後血運，心腹絞痛，可傅游腫。

◎梔子　味苦，寒，無毒。主五内邪氣，療目赤熱，利小便。

◎蒲黄　味甘，平，無毒。治心腹寒熱，利小便，止血疾。

◎回回青　味甘，寒，無毒。解諸藥毒。可傅熱毒瘡腫。

跋

《飲膳正要》三卷，元忽思慧撰。前有天曆三年常普蘭奚進書表，虞集奉敕序，蓋元代飲膳太醫官書也。明景泰間重刻于内府。此本《皕宋樓藏書志》作元刊元印，余向見常熟瞿氏鐵琴銅劍樓藏本，同出一刻而楮印較遜。有景泰年序，知此爲明本而非元本，特佚去景泰一序耳。其書詳于育嬰、妊娠、飲膳衛生、食性宜忌。諸端雖未合于醫學真理，然可考見元人之俗尚。舊時民間傳本極稀，近世藏目以鈔本爲多，究不若此刊本之可信。余求之有年，十七年冬始覯之于東京静嘉文庫，因得借印流傳，償余夙昔之願焉。

民國紀元十有九年十月鹽海張元濟

景泰一序，原書已佚，初版未獲印入，殊爲缺憾，嗣從瞿氏借得，今當重印，因以冠諸卷端，讀者鑒之。元濟再識。